Vraagsturing en competenties

Vraagsturing en competenties

Ontwikkelen van succesvol gedrag in de zorg

drs. Barbara C.M. Tuin
Wilma M.M. Beijer MMC
drs. Helene L. Akkerboom

Bohn Stafleu van Loghum
Houten 2005

Ontwerp binnenwerk: designwork-bno, Deventer
Ontwerp omslag: designwork-bno, Deventer

© 2005 Bohn Stafleu van Loghum, Houten
Alle rechten voorbehouden. Niets uit deze uitgave mag worden verveelvoudigd, opgeslagen in een geautomatiseerd gegevensbestand, of openbaar gemaakt, in enige vorm of op enige wijze, hetzij elektronisch, mechanisch, door fotokopieën, opnamen, of enig andere manier, zonder voorafgaande schriftelijke toestemming van de uitgever.
Voor zover het maken van kopieën uit deze uitgave is toegestaan op grond van artikel 16b Auteurswet 1912 j° het Besluit van 20 juni 1974, Stb. 351, zoals gewijzigd bij Besluit van 23 augustus 1985, Stb. 471 en artikel 17 Auteurswet 1912, dient men de daarvoor wettelijk verschuldigde vergoedingen te voldoen aan de Stichting Reprorecht (Postbus 3060, 2130 KB Hoofddorp). Voor het overnemen van (een) gedeelte(n) uit deze uitgave in bloemlezingen, readers en andere compilatiewerken (artikel 16 Auteurswet 1912) dient men zich tot de uitgever te wenden.

Samensteller(s) en uitgever zijn zich volledig bewust van hun taak een zo betrouwbaar mogelijke uitgave te verzorgen. Niettemin kunnen zij geen aansprakelijkheid aanvaarden voor onjuistheden die eventueel in deze uitgave voorkomen.

ISBN 90 313 4605 5
NUR 801

Bohn Stafleu van Loghum
Het Spoor 2
Postbus 246
3990 GA Houten

Distributeur in België
Standaard Uitgeverij
Belgiëlei 147a
2018 Antwerpen

www.bsl.nl
www.standaarduitgeverij.be

Inhoud

Inleiding		**7**
1	**Vraagsturing: waarom en wat is het?**	**10**
1.1	Ontwikkelingen	10
1.2	Begripsbepaling	12
2	**De effecten van vraagsturing op de organisatie**	**16**
2.1	Het model van Leavitt	17
2.2	De dagelijkse praktijk van vraagsturing in de organisatie	19
3	**Succesvol gedrag en competenties**	**22**
3.1	Succesvol gedrag	23
3.2	Competentiesystemen	27
3.3	CORP-indeling	30
4	**Competenties in het kader van vraagsturing**	**32**
4.1	Competenties voor uitvoerende medewerkers bij vraagsturing	33
4.2	Competenties voor leidinggevenden bij vraagsturing	36
4.3	Welk gedrag hoort bij deze competenties?	40
5	**Het bepalen van de competenties**	**44**
5.1	Bepalen aanpak	45
5.2	Vertalen van de organisatievisie naar generieke competenties	48
5.3	Opstellen van een set competenties	49
5.4	Inbedden in de organisatie	54
6	**Het ontwikkelen van succesvol gedrag**	**62**
6.1	Ontwikkeling in dialoog	63
6.2	Uitgangspunten bij het ontwikkelen van succesvol gedrag	64
6.3	Het Compas-model©	68
6.4	Gebruik van het Compas-model©	70
6.5	Leerstijlen	78
6.6	Methoden voor ontwikkeling	82
6.7	Monitoring van ontwikkeling	87

7	**Invoering van vraagsturing**		**90**
	7.1	De rol van het topmanagement	90
	7.2	Waar te beginnen?	91
	7.3	Hoe te beginnen?	96
8	**Wat merkt de cliënt ervan?**		**106**
	8.1	Wat meten?	106
	8.2	Hoe meten?	107

Literatuurlijst		**112**
Bijlage 1	Competentiewoordenlijst	114
Bijlage 2	POP-formulier	120
Over de auteurs		**124**

Inleiding

Vraagsturing is een begrip dat niet meer is weg te denken uit de zorg. Iedereen praat erover. Veel organisaties zijn er al mee bezig. 'We moeten meer inspelen op de wensen van onze cliënten' en 'De cliënt staat centraal!' zijn veelgehoorde kreten. Vraagsturing lijkt een logisch uitgangspunt en, al dan niet gedwongen door ontwikkelingen in de wetgeving en de maatschappij, wordt vaak ook als een noodzakelijk iets gezien.

Hoe logisch of noodzakelijk het ook mag zijn, daadwerkelijk vraaggestuurd werken heeft heel wat 'voeten in aarde'. Wij merken in de praktijk dat het gemakkelijker gezegd dan gedaan is. Want hoe geef je deze verandering vorm? Welke consequenties heeft het voor de gehele organisatie? En welke eisen worden aan medewerkers gesteld? Hoe gaan zij ermee om in hun dagelijkse werkzaamheden? Hoe gaan zij om met het spanningsveld tussen cliëntgerichtheid en professionaliteit? Deze en vele andere vragen moeten worden beantwoord wanneer je vraagsturing in de praktijk wilt invoeren.

In dit boek willen wij bij deze vragen stilstaan. Het is de verwoording van onze visie op vraagsturing. We beschrijven wat het voor de organisatie en haar medewerkers betekent. Vraagsturing heeft impact op de hele organisatie. Zo vraagt het aanpassing van processen en structuren, hetgeen alleen succesvol kan zijn wanneer de medewerkers zich ook anders gaan gedragen. We maken hierbij de keuze om competenties als aangrijpingspunt voor de verandering van gedrag te nemen. Werken met competenties heeft het grote voordeel dat de vertaalslag naar concreet succesvol gedrag uitstekend gemaakt kan worden.

Vraagsturing is een samenspel tussen de cliënt, de medewerker en de organisatie. Een samenspel waarin de cliënt de centrale positie inneemt. Het inspelen op wensen en behoeften van de cliënt is daarbij 'de normaalste zaak van de wereld'. Medewerkers moeten zich bijbehorend gedrag eigen maken. Vraagsturing heeft daarnaast ook te maken met attitude. Het moet in de 'aderen' van de medewerkers gaan zitten. Maar het gewenste gedrag en de juiste attitude zijn niet voldoende. Om vraagsturing goed te kunnen vormgeven, is het van belang de juiste voorwaarden in de omgeving te creëren. Dit betekent vraaggestuurd organiseren van de processen en werkwijzen in de organisatie. Deze drie elementen – gedrag, attitude en omgeving – lopen als een rode draad door dit boek heen.

Leidinggeven aan het veranderingsproces rond vraagsturing vraagt consistentie in denken en handelen door de gehele organisatie heen. In het directe cliëntcontact neemt de dialoog tussen zorgverlener en cliënt een prominente plaats in. Het is een dialoog die gebaseerd is op een gelijkwaardige relatie tussen cliënt en professional. De professional luistert, informeert, adviseert en stimuleert de cliënt om aan te geven wat hij of zij nodig heeft. Eenzelfde type dialoog voeren leidinggevenden (organisatie) en medewerkers met elkaar om vraaggestuurd werken te realiseren. De leidinggevende gaat de dialoog aan met de medewerkers over de bij vraagsturing behorende competenties en attitude. Alleen wanneer deze twee typen dialogen consistent met elkaar zijn en continu gevoerd worden, kan vraagsturing echt succesvol worden.

Aanleiding voor dit boek is een door ons uitgevoerd onderzoek naar de effecten van vraagsturing op het functioneren van medewerkers en leidinggevenden in de zorg. Tijdens dit onderzoek bleek dat veel organisaties in enigerlei vorm zijn gestart met vraaggestuurd denken en werken. De meeste organisaties vinden het moeilijk de vertaalslag te maken van het concept vraaggestuurd werken naar de praktische invulling ervan in de organisatie. Verder bleek uit het onderzoek dat de invoering van vraagsturing veel vragen oproept. Vanuit de verschillende vakgebieden waarin wij werkzaam zijn (management, organisatieadvies en psychologie) geven we handreikingen bij deze invoering. Wij menen een praktisch hanteerbaar boek te hebben geschreven dat bruikbare 'tools' geeft voor organisaties die de cliënt centraal willen stellen.

We starten het boek met een overzicht van de ontwikkelingen die hebben geleid tot de introductie van vraagsturing in de zorgsector (hoofdstuk 1). We beschrijven daarbij het begrip vraagsturing zoals wij het hanteren in dit boek.
In hoofdstuk 2 geven we een algemeen beeld van de consequenties van vraagsturing voor de organisatie als geheel. We geven daarmee een eerste schets van de impact die invoering van vraagsturing op diverse aspecten van de organisatie heeft. Daarbij wordt duidelijk hoe belangrijk het aspect 'mensen' is. Op dit aspect is het boek met name gericht. Vraagsturing in de zorg draait om mensen en hun gedrag. We werken juist daarom met competenties als hulpmiddel, om te komen tot succesvol gedrag in het kader van vraagsturing.
In hoofdstuk 3 lichten wij het begrippenkader rond competenties nader toe en bespreken wij de praktijk van het werken met competenties.
In hoofdstuk 4 leggen wij de relatie tussen competenties en vraagsturing en geven wij aan welke competenties nodig zijn om vraaggestuurd te kunnen werken.
In hoofdstuk 5 belichten wij de aanpak van de invoering van het werken met competenties in het kader van vraagsturing. We beschrijven hoe het opstellen van competenties op een gestructureerde wijze kan plaatsvinden.
In hoofdstuk 6 gaan we in op het niveau van het individu en beschrijven we de mogelijke consequenties van vraagsturing. Alles draait hier om het ontwikkelen van de benodigde competenties. We beantwoorden de vraag of en hoe het gevraagde succesvolle gedrag bij medewerkers en leidinggevenden te ontwik-

kelen is. We zetten het Compas-model© uiteen, dat we gebruiken als hulpmiddel bij het ontwikkelen van succesvol gedrag in het kader van vraagsturing. Tevens wordt een relatie gelegd met leerstijlen en beschrijven wij methoden die bij de ontwikkeling van medewerkers gebruikt kunnen worden. Tot slot staan we stil bij het belang van het monitoren van ontwikkeltrajecten.

Wanneer helder is welke competenties nodig zijn om vraagsturing te realiseren en hoe dit ingrijpt op het individuele niveau, gaan wij in hoofdstuk 7 weer terug naar het organisatieniveau. Wij beschrijven de rol van het topmanagement bij de invoering van vraagsturing. Daarnaast gaan we in op het keuzevraagstuk rond het aangrijpingspunt voor de invoering van vraagsturing. Met andere woorden: waar te beginnen? Als dit duidelijk is, dient zich de volgende vraag aan: welke veranderstrategie? Wij leggen daarbij de relatie tussen mogelijke veranderstrategieën en het onderwerp van verandering, de vraagsturing. In hoofdstuk 8 komen we terug op het punt waar het allemaal om is begonnen, de cliënt. Wat merkt de cliënt er nu van en hoe kom je hier achter?

In dit boek maken wij gebruik van zowel theorie als van voorbeelden uit onze eigen praktijk (hoewel de voorbeelden uit onze praktijk komen, zijn deze niet te herleiden naar individuele personen of organisaties). Dit is zinvol om een beeld te krijgen van de gevolgen van vraagsturing, en het is interessant om te lezen hoe andere organisaties het hebben aangepakt. In de bijlagen hebben we de in dit boek genoemde instrumenten opgenomen, zodat het boek ook een praktische waarde heeft. Voor de leesbaarheid van dit boek hanteren wij de hij-vorm. Uiteraard kan hier ook 'zij' gelezen worden.

Bij het onderwerp vraagsturing maken wij duidelijk dat dit een samenspel is tussen cliënt, medewerker en organisatie. Maar ook dit boek hebben wij uitsluitend in samenwerking met anderen kunnen schrijven. Zonder de inbreng van de organisaties die hebben deelgenomen aan ons onderzoek en die ons ook later van input hebben voorzien, waren wij hiertoe niet in staat geweest. Bijzondere dank gaat ook uit naar Guurtje Wolters, Geert Gerritse en Wim Nicolaas voor hun kritische kanttekeningen en opbouwende feedback die zij gedurende het schrijven hebben geleverd. Verder willen wij onze eigen organisatie Leeuwendaal bedanken voor de tijd en ruimte die wij hebben gekregen om dit boek te voltooien. Veel steun en stimulans hebben wij ook vanuit het thuisfront ervaren, gelet op de vrije uurtjes die het boek heeft opgeslokt. Het is voor ons een bijzondere ervaring geweest om dit boek te hebben kunnen schrijven!

Barbara Tuin
Wilma Beijer
Helene Akkerboom

Vraagsturing: waarom en wat is het?

De introductie van vraagsturing in de zorg heeft niet van de ene op de andere dag plaatsgevonden. Veranderingen op maatschappelijk vlak en in de zorgsector zelf hebben ertoe geleid dat vraagsturing in de huidige tijd een prominente plaats in de gezondheidszorg inneemt.

1.1 Ontwikkelingen

Maatschappelijke ontwikkelingen

Vraagsturing is sterk verbonden met de algemene maatschappelijke trend van de afgelopen decennia richting individualisering en toenemend zelfbewustzijn. We beschikken daarnaast, onder andere door het internet, over veel kennis en informatie. We gaan niet meer alleen af op de deskundigheid van professionals. We vergaren onze eigen informatie en stellen ons meer en meer op als gesprekspartner voor de professionals.

Er is een groeiende behoefte ontstaan aan het ontwikkelen van eigen mogelijkheden en het maken van eigen keuzes. We zijn mondiger en willen de regie voeren over ons eigen leven. We willen zelf bepalen hoe we ons leven inrichten, waar we wonen, of we met iemand (of meerderen) ons leven delen, welk werk we doen en hoe we onze vrije tijd besteden. Als we een beroep doen op zorg, nemen we niet zomaar genoegen met het bestaande aanbod. We stellen ons in de zorg op als klant: we zoeken uit wie de beste zorg levert, de kortste wachttijd heeft en ons als klant benadert. We willen zorg die past bij onze manier van leven, die aansluit bij onze belevingswereld. We willen een duidelijke positie in het zorgproces. We willen meepraten en uiteindelijk zelf bepalen wat er gebeurt. Onze beperkingen en/of zorgbehoeftigheid mogen geen belemmering meer zijn om deel uit te blijven maken van de maatschappij of om onze eigen levensstijl te continueren.

Althans, zo willen we het graag. Maar zover is het vaak nog niet. Er is al veel veranderd, maar nog steeds is het aanbod in de zorg te weinig toegesneden op de (veranderde) vraag van het individu. Te vaak komt de zorg louter op basis van professionele inzichten en gebruikelijke werkwijzen tot stand.

Sinds de jaren zeventig is er sprake van veranderingen in de onderlinge omgangsvormen. De 'bevelshuishouding' is verschoven naar 'onderhandelingshuishouding'. Er is in toenemende mate kritiek op de scheve verhouding tussen artsen en patiënten/cliënten. De machtsongelijkheid wordt daarmee ter discussie gesteld. Cliënten willen gezien worden als gelijkwaardige overlegpartner. Uitspraken als *Wij denken dat dit goed is voor u; Zo zijn we dat al jaren gewend* en *Er zit niets anders op*, maken plaats voor *Wat wilt u? Zo nodig helpen we u om uw vraag en behoefte duidelijk te krijgen; U bepaalt zelf welke diensten u van ons wilt; Wanneer u daar prijs op stelt geven we u graag een deskundig advies* en *U bepaalt zelf wat goed voor u is en wat er gebeurt.*

Ontwikkelingen binnen de zorgsector

De commissie Dekker zette in 1987 de eerste schreden op de zoektocht naar een evenwicht tussen markt en overheid. Verschillende veranderingen, zoals de invoering van persoonsgebonden budgetten en het toelaten van nieuwe aanbieders op de markt, zijn voortgekomen uit pogingen om (gereguleerde) marktmechanismen in te voeren. Met de modernisering van de AWBZ wordt ook via de wetgeving de omslag gemaakt van aanbod- naar vraagsturing. Dit gebeurt door het vergroten van de keuzevrijheid, het bieden van meer keuzemogelijkheden en de vergroting van de zeggenschap van de cliënt.

De modernisering van de AWBZ beoogt bij te dragen aan:
- de cliënt centraal stellen;
- zorg op maat leveren;
- vermaatschappelijking van zorg stimuleren;
- doelmatige besteding van beschikbare middelen bevorderen.

Instellingen zullen hun bedrijfsvoering, zowel strategisch als zorginhoudelijk, moeten aanpassen. De persoonsgebonden bekostigingssystematiek versterkt cliënten in hun positie op de 'zorgmarkt'. Zorgorganisaties zullen hiermee rekening moeten houden.

Het is in dat licht bezien te verwachten dat organisaties binnen de gezondheidszorg steeds meer ondernemersgedrag gaan vertonen. Tegelijkertijd verdient dit enige relativering. Er is binnen de gezondheidszorg sprake van marktimperfectie. De overheid heeft de onderhandelingen tussen de partijen gereguleerd. Het overheidsbeleid en de overheidsregels beperken het 'marktmechanisme'. Desalniettemin is er geen weg terug. We laten ons als moderne burgers niet meer terugduwen in de vorige eeuw. Dat 'point of no return' zijn we inmiddels gepasseerd. Het draait nu om het tempo waarin deze veranderingen worden doorgevoerd, waarbij de macro-economische ontwikkelingen als vertrager of versneller zullen werken.

Deze hier beschreven ontwikkelingen hebben ertoe geleid dat anno 2005 de cliënt een kritischer consument is die regisseur is van de eigen zorg- en dienstverlening. Natuurlijk betekent dat niet 'u vraagt, wij draaien'. Het houdt wel in dat er op basis van gelijkwaardigheid een dialoog gevoerd wordt tussen zorgvrager en aanbieder/dienstverlener.

1.2 Begripsbepaling

Door het totaal aan genoemde ontwikkelingen doet vraagsturing dus zijn intrede in de gezondheidszorg. Maar wat betekent het begrip vraagsturing precies? De term vraaggestuurde zorg wordt vaak in één adem genoemd met vraaggerichte zorg. Hieronder wordt op beide begrippen ingegaan. In het woud van definities maken wij een eigen keuze die we verderop in deze paragraaf bespreken.

Vraaggestuurde zorg

De Raad voor de Volksgezondheid & Zorg (RVZ) hanteert de volgende definitie (1998): 'Vraagsturing is het mogelijk maken dat binnen de structuur en de financiering van de gezondheidszorg en de daaraan direct gerelateerde beleidsterreinen beter ingespeeld wordt op wat patiënten willen en belangrijk vinden.' Daarbij wordt nog een onderscheid gemaakt in drie typen vraagsturing:
– sturing van de vraag (verkapte aanbodregulering);
– sturing door de vraag (sturing door de cliënt zelf);
– sturing op de vraag (zaakwaarnemers, bijvoorbeeld zorgverzekeraars, kopen in of financieren namens de eindgebruikers).

De RVZ geeft aan dat de bovengenoemde definitie strikt gezien betrekking heeft op sturing door de vraag, dus sturing door de cliënt zelf.

We komen in de literatuur ook nog andere omschrijvingen tegen. Van de Siepkamp (2000) omschrijft vraaggestuurde zorg als: 'de cliënt krijgt de zorg die hij wil en die hij vraagt op het moment waarop hij dat wil en door de zorgverleners die hij zelf uitkiest'. NP/CF (1998) vermeldt dat bij vraaggestuurde zorg de vraag het aanbod stuurt. In het tijdschrift *Verpleegkunde* (2003) staat dat de cliënt aangeeft welk aanbod hij wenst/nodig heeft. De zorgaanbieder of hulpverlener luistert, informeert, adviseert en stimuleert de cliënt te verwoorden wat hij nodig heeft, waarna de zorgaanbieder het aanbod aanpast aan de wensen van de cliënt. Quadvlieg (2000) zegt dat er bij vraaggestuurde zorg sprake is van een combinatie van ervaringskennis en wensen van de patiënt, en kennis en inzicht van de professional. Philipsen (1997) benadrukt in zijn omschrijving het proces van overleg en onderhandelen.

Vraaggerichte zorg

De RVZ (1998, A, 14) schrijft: 'Vraaggerichte zorg is een gezamenlijke inspanning van patiënt en hulpverlener die erin resulteert dat de patiënt hulp ontvangt die tegemoet komt aan zijn wensen en verwachtingen en die tevens voldoet aan professionele standaarden.'
Echter, het doen en laten van de zorgaanbieder of hulpverlener wordt weliswaar bepaald door de vraag van de cliënt, maar het handelen van de aanbodzijde staat centraal (Bosselaar, Van der Wolk, Zwart en Spies, 2002; NP/CF, 1998).

Het begrip vraagsturing in dit boek

Het is inmiddels duidelijk dat er veel verschillende termen in omloop zijn rond het onderwerp vraagsturing. Van sommige vinden wij dat de invloed van de cliënt te marginaal is en dat nog steeds het handelen van de hulpverlener centraal staat. Een literatuurstudie naar vraaggestuurde zorg van Verkooijen, Elderhuis, Hamers en Spreeuwenberg (2003) heeft geresulteerd in een voorstel voor een omschrijving van het concept vraaggestuurde zorg. Hierbij is het cliëntenperspectief als uitgangspunt genomen. We hanteren deze definitie met enkele minimale aanpassingen, juist omdat de actieve rol van de cliënt daarin goed naar voren komt. We komen daarmee tot de volgende omschrijving:

Vraaggestuurde zorg is een benadering waarbij binnen een gelijkwaardige interactie tussen cliënt en zorgaanbieder of hulpverlener, de vraag van de cliënt via overleg en onderhandeling leidt tot een voor de cliënt passend aanbod. De interactie wordt gekenmerkt door een cliënt die de zorgaanbieder of hulpverlener vertelt welk aanbod hij wenst/nodig heeft en een zorgaanbieder of hulpverlener die luistert, informeert, adviseert en de cliënt stimuleert aan te geven wat hij nodig heeft.

Vraagsturing wordt hier als een specifieke benadering beschreven. De kern daarvan ligt in de dialoog met de cliënt. De organisatie stelt zich met vraagsturing voor de opgave om deze benadering op allerlei manieren te faciliteren. Verderop in dit boek zal duidelijk worden dat een dergelijke benadering invloed heeft op alle aspecten van de organisatie. Juist omdat het bij vraaggestuurde zorg draait om de interactie tussen cliënt en medewerker, is de mens een kritische succesfactor. Daarop ligt het accent in dit boek.

Een eigen definitie van vraagsturing

Tijdens de vele gesprekken die we gevoerd hebben over vraagsturing in de zorg blijkt dat het voor een organisatie belangrijk is om tot een eigen definitie van vraagsturing te komen. De een prefereert de term vraagsturing boven vraaggerichte zorg, een ander spreekt weer liever over vraagvolgende zorg. Zo blijkt dat sommigen de term 'onderhandelen' uitstekend vinden passen in de definitie van vraagsturing, terwijl anderen dit een farce vinden en de voorkeur geven aan het woord 'afstemmen'. Iedere instelling hanteert eigen taalgebruik en laat de woorden weg waarvoor men allergisch is. Het gaat erom intern af te spreken welke termen gebruikt worden en daarmee tot een eigen definitie van vraagsturing te komen. De gesprekken over de betekenis van het begrip vraagsturing zijn voor een organisatie vaak al een eerste zeer zinvolle manier om zich te verdiepen in het onderwerp.

De effecten van vraagsturing op de organisatie

Wanneer een organisatie haar zorgverlening wil realiseren vanuit de principes van vraagsturing, heeft dit effect op alle onderdelen van de organisatie. De organisatie moet de juiste voorwaarden scheppen om succesvol te zijn in het leveren van vraaggestuurde zorg. Uit ons onderzoek naar vraagsturing is gebleken dat veel organisaties worstelen met de vraag waar te beginnen. Start vraagsturing nu bij het aanpassen van de missie van de organisatie, bij de verandering van de werkprocessen, bij de competenties van de medewerkers, of bij allemaal tegelijk? Verandering in één van de onderdelen werkt door op de andere onderdelen. In dit hoofdstuk geven we een algemeen beeld van de consequenties van vraagsturing voor de organisatie. In hoofdstuk 7 gaan wij concreter in op het genoemde keuzevraagstuk.

2.1 Het model van Leavitt

Om de effecten van vraagsturing op de organisatie in beeld te krijgen, hanteren we het model van Leavitt (Otto, 2000).

Figuur 1

Model van Leavitt

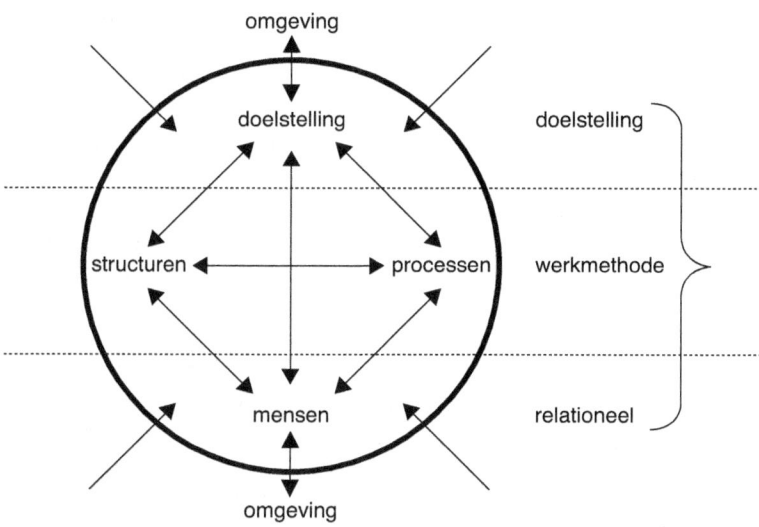

Dit analysemodel maakt duidelijk welke hoofdkwesties zowel intern als extern relevant zijn voor organisaties en hoe deze kwesties onderling met elkaar samenhangen. Verandering in één van de facetten werkt door op alle andere. Het model van Leavitt maakt duidelijk dat er sprake is van een continue wisselwerking tussen omgeving en organisatie en tussen de onderdelen in de organisatie. Werken aan vraagsturing kan op termijn alleen maar effectief zijn wanneer alle onderdelen van de organisatie daarop zijn afgestemd.

Leavitt onderkent vijf facetten: omgeving, doelstellingen, structuren, processen en mensen.

Omgeving
Bij dit facet gaat het om de externe invloeden op de organisatie, zoals marktontwikkelingen, gedrag van belanghebbende instanties en ontwikkelingen in de bevolkingsopbouw. De reeds eerder geschetste veranderingen in de maatschappij (omgeving) hebben er bijvoorbeeld toe geleid dat het begrip vraagsturing een actueel thema is geworden binnen zorginstellingen. Daarmee is het een kwestie die de organisatie op allerlei manieren beïnvloedt. Neem bijvoorbeeld de veranderingen in de regelgeving van de overheid, zoals de invoering van de persoonsgebonden bekostiging en de modernisering van de AWBZ. Iedere zorgorganisatie die hiermee wordt geconfronteerd, moet haar bedrijfsvoering hierop aanpassen.

Doelstellingen
Een organisatie geeft aan waar ze voor staat in relatie tot de omgeving. Ze beschrijft de missie en visie en formuleert haar strategie. Ze geeft daarbij ook aan hoe ze de organisatie wil besturen. De principes van vraagsturing moeten rechtstreeks gerelateerd zijn aan de missie, de doelen en de strategie van de organisatie. Daarin wordt immers vastgelegd waartoe de organisatie 'op aarde' is, welke positie de cliënt heeft en op welke manier de organisatie zich in het zorgveld wil positioneren. Vraagsturing is bij uitstek een strategisch item. De strategische heroriëntatie in de ouderenzorg is een goed voorbeeld hiervan. Zowel in- als extern wordt geprobeerd zo goed mogelijk in te spelen op de sterk veranderende behoeften van de doelgroep. Bestaande huisvesting voldoet niet meer aan de eisen van de (toekomstige) doelgroep. Ouderen willen zo lang mogelijk thuis wonen. De traditionele verzorgingshuizen richten hun blik naar buiten. Concurreren, samenwerken of fuseren met thuiszorg zijn in dat licht strategische opties.

Structuren
Dit facet bevat alles wat een meer statische vorm heeft gekregen: de juridische constructie, de organisatiestructuur en de formele personele organisatie.
Iedere instelling zal zich buigen over de vraag of en op welke wijze de structuur van de organisatie optimaal ondersteunend kan zijn aan de veranderingen die de organisatie in het kader van vraagsturing moet ondergaan. Zo nodig zal de structuur aangepast worden.

Processen
Processen zijn alle volgtijdelijke en gelijktijdig samenhangende handelingen die gericht zijn op het effectueren van de doelen en de resultaten van de organisatie. Hieronder vallen het dienstverleningsproces, administratieve processen en besluitvormingsprocedures. De recente veranderingen ten aan-

zien van productieafspraken en de realisatie daarvan hebben veel invloed op de financiële besturing van organisaties. Het stelt andere eisen aan de financiële systemen. Wanneer informatie over de daadwerkelijke productie en de daarbij gemaakte kosten niet systematisch en tijdig beschikbaar is, kan dit binnen relatief korte tijd leiden tot grote financiële debacles. Vraagsturing brengt dus met zich mee dat deze systemen goed op orde dienen te zijn. Goede managementinformatiesystemen zijn nodig om de financiële (on)mogelijkheden van de organisatie correct in kaart te brengen en de financiële ontwikkelingen nauwkeurig te kunnen volgen. Als ergens duidelijk is dat vraagsturing niet betekent 'u vraagt, wij draaien' is het wel op dit terrein. Met name voor midden- en hoger kader is het van belang de actuele financiële situatie te kennen en daarbinnen de eigen speelruimte te ontdekken.

Mensen
Bij dit facet gaat het vooral om de medewerkers van de organisatie, hun onderlinge verhoudingen, ambities, competenties, het werkklimaat, de cultuur, het sociaal beleid, het beleid van werving en selectie en opleidingsactiviteiten. Competentieontwikkeling in het kader van vraagsturing zal verankerd dienen te worden in personeelssystemen. Nieuwe medewerkers worden geselecteerd op de vereiste competenties en attitude. Vraagsturing zal uiteindelijk een elementair onderdeel moeten worden van de cultuur van de organisatie en dus het gedrag van mensen.

2.2 De dagelijkse praktijk van vraagsturing in de organisatie

In het model van Leavitt zijn alle facetten aan elkaar gelijkwaardig. Het gaat erom de samenhang tussen de facetten te bewerkstelligen. Wij kiezen ervoor om te starten bij de mens, in interactie met de doelstellingen. Naar ons idee is het facet 'mensen' de kritische succesfactor binnen een zorgorganisatie. Uiteindelijk wordt de organisatie 'gedragen' door de mensen die er werken. Dit gebeurt vanuit een bepaalde doelstelling en visie. Vraagsturing dient als basisprincipe en die visie moet door de hele organisatie worden geaccepteerd. Het is de taak van het management om deze visie helder neer te zetten en 'tussen de oren' te krijgen.

Het goed inspelen op de wensen van cliënten vraagt een grote mate van eigen regelvermogen, taakvolwassenheid en flexibiliteit van medewerkers. Medewerkers hebben relatief veel individuele vrijheid van handelen nodig om een echt cliëntgerichte houding te ontwikkelen en flexibel op vragen te kunnen inspelen. Daartoe moeten voorwaarden worden geschapen, zoals het zo laag mogelijk in de organisatie neerleggen van verantwoordelijkheden en bevoegdheden. Daarbij moeten medewerkers gestimuleerd worden om verantwoordelijkheden niet over te nemen, maar bij cliënten te laten. Leidinggevenden moeten dus op dezelfde manier met medewerkers omgaan als medewerkers met cliënten: niet compenseren maar activeren.

Om medewerkers in staat te stellen de hulpvraag van de cliënt als uitgangspunt van de hulp te beschouwen en feedback van cliënten serieus te nemen, is een vraaggerichte, coachende stijl van leiding geven noodzakelijk. Het gehele concept van vraagsturing heeft zo gevolgen voor de wijze van aansturing (stijl van leiding geven) en de mate van zelfsturing van medewerkers.

Succesvol gedrag en competenties

Nu helder is hoe vraagsturing effect heeft op alle aspecten van de organisatie en bij uitstek op het aspect 'mensen' keren we terug naar de definitie van vraagsturing. De belangrijkste onderdelen daarin zijn:

- gelijkwaardigheid tussen cliënt en zorgaanbieder;
- de vraag van de cliënt;
- interactie tussen cliënt en zorgaanbieder;
- de zorgaanbieder die luistert, informeert, adviseert en de cliënt stimuleert in de formulering van zijn zorgvraag.

Uit de definitie blijkt het overduidelijke belang van de menselijke factor bij vraagsturing. Vraagsturing kan alleen succesvol zijn als de zorgaanbieder het juiste gedrag vertoont en zich specifieke kwaliteiten heeft eigengemaakt. Met andere woorden: het vraagt succesvol gedrag. En daarmee belanden we op het terrein van competenties.

In dit hoofdstuk lichten wij het begrippenkader rond competenties nader toe en bespreken wij de praktijk van het werken met competenties. In hoofdstuk 4 leggen wij de relatie tussen competenties en vraagsturing en geven wij aan welke competenties nodig zijn om vraaggestuurd te kunnen werken. In hoofdstuk 5 komt de praktijk aan de orde.

3.1 Succesvol gedrag

Wat is succesvol gedrag? Wij definiëren het als een samenspel tussen competenties, attitudes en de omgeving/organisatie dat uiteindelijk leidt tot het juiste gedrag. Dit is het bij de definitie van vraagsturing passende gedrag dat een zorgverlener in contact met een cliënt laat zien.

Figuur 2

Succesvol gedrag

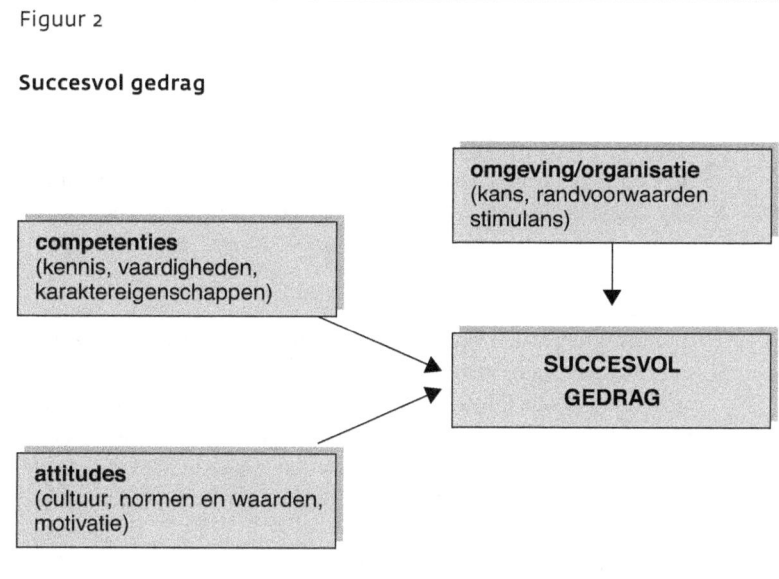

Competenties

Competenties zijn opgebouwd uit (vakinhoudelijke) kennis, vaardigheden en karaktereigenschappen. Succesvol gedrag definiëren wij als het gedrag dat binnen de context van de organisatie of functie van een persoon wordt verwacht. Dat betekent dus dat competenties als gevolg van wijzigingen in de omgeving, organisatiedoelstellingen en tijdgeest kunnen veranderen. In dit boek is de context gerelateerd aan vraagsturing en wordt succesvol gedrag van daaruit beschouwd.

Competentiemanagement is het sturen, monitoren, ontwikkelen en beoordelen van gedrag op basis van competenties waarbij het succesvolle gedrag als referentiekader geldt. Competentiemanagement is dus een managementinstrument of -stijl. Het uitgangspunt in dit boek zijn de competenties van individuen, zowel van medewerkers als van leidinggevenden. Het principe van competenties als managementinstrument laten wij verder buiten beschouwing.

In dit boek hanteren wij de volgende definitie van competenties:
Observeerbare, kundige gedragingen, voortkomend uit het samenspel tussen kennis, vaardigheden en karaktereigenschappen, die in een bepaalde situatie en vanuit een bepaalde attitude leiden tot succesvol gedrag.

In deze definitie onderscheiden wij drie onderdelen: kennis, vaardigheden en (karakter)eigenschappen.

Kennis
Kennis is gerelateerd aan scholing, ervaring, diploma's, werk- en denkniveau en vaktechnische specificaties, welke voor een normale functievervulling noodzakelijk zijn. Over het algemeen is dit aspect te vertalen in opleidingseisen.

Vaardigheden
Onder vaardigheden wordt verstaan wat iemand waarneembaar in de praktijk kan laten zien. Vaardigheden zijn te vertalen in gedragscriteria: wat moet een persoon kunnen (waarin moet hij vaardig zijn) om succesvol te zijn. Het handelen van een persoon wordt dus niet alleen bepaald door de kennis die hij bezit, maar ook door de mate waarin hij deze kennis weet om te zetten in waarneembaar gedrag. Dit kunnen ook vaktechnische vaardigheden zijn.

(Karakter)eigenschappen
Wij gaan ervan uit dat (karakter)eigenschappen aangeboren zijn: het zijn in feite de bouwstenen die een persoon bij de geboorte meekrijgt. Onder (karakter)eigenschappen verstaan we enerzijds persoonskenmerken (zoals temperament), anderzijds vormen iemands verstandelijke vermogens een aangeboren eigenschap. Gedurende het leven zullen deze eigenschappen niet wezenlijk veranderen. Wel zullen zij voor een deel bepalen in hoeverre een persoon in staat is om zijn kennis en ervaring, alsmede zijn vaardigheden zo aan te wenden dat zij tot succesvol gedrag leiden. Dat impliceert dus dat bepaalde competenties voor een aantal mensen moeilijk of zelfs niet zijn te ontwikkelen. Wij komen hierop terug in hoofdstuk 6.

Eigenschappen zijn niet altijd direct en gemakkelijk zichtbaar, omdat veel van ons gedrag is aangeleerd en wij in ons leven 'trucs' ontwikkelen om bepaalde aangeboren eigenschappen te onderdrukken (denk bijvoorbeeld aan drift en agressie). Binnen de te onderscheiden lagen van

Figuur 3

De ijsbergmetafoor

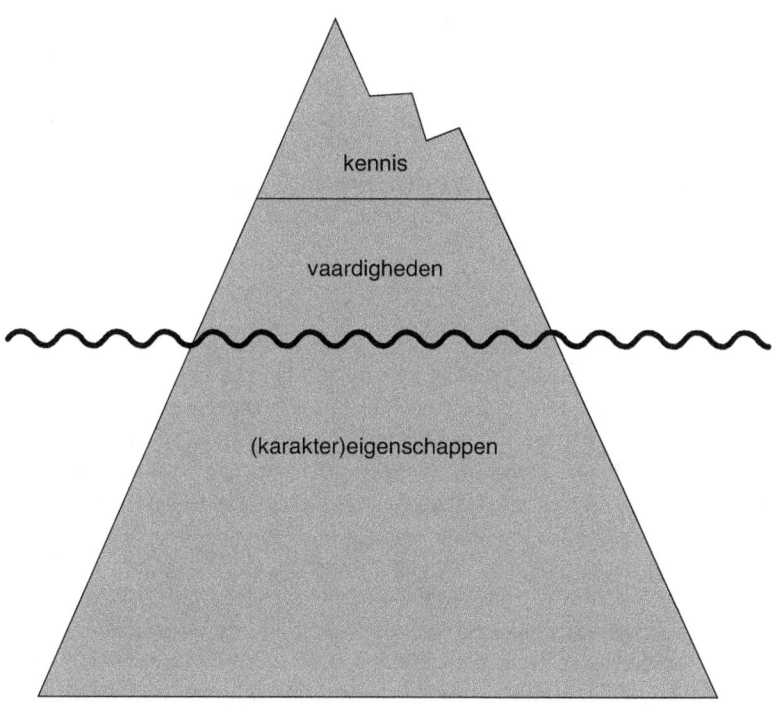

competenties (kennis, vaardigheden, (karakter)eigenschappen) zijn eigenschappen de diepste en meest verborgen laag. Wat wij hiermee bedoelen, wordt duidelijk aan de hand van de ijsbergmetafoor. Van een ijsberg ligt slechts een deel boven water. Dit zichtbare deel staat voor de aspecten kennis en vaardigheden. Deze kunnen wij van elkaar waarnemen. Het gedeelte ónder water is niet zichtbaar maar is wel het fundament onder de ijsberg. Zo is dat ook met competenties. De karaktereigenschappen oefenen een grote invloed uit op het gedrag van mensen, zonder dat wij dat direct kunnen waarnemen. Neem intelligentie: de intelligentie van een persoon bepaalt voor een groot deel de mate waarin deze persoon in staat is kennis op te nemen en deze in de praktijk te gebruiken. Intelligentie is echter 'aan de buitenkant' vaak niet af te lezen.

Kijken we vanaf de gedragskant naar karaktereigenschappen, dan kunnen we de redenering ook andersom maken. Wanneer wij waarnemen dat een persoon slordig werk aflevert, kunnen wij dat beschouwen als een gevolg van gebrek aan accuratesse van de persoon in kwestie. Maar zeker weten doen wij dat niet. Want slordig werk kan evengoed worden veroorzaakt door tijdnood of desinteresse. We zien dus dat gedrag kan worden beïnvloed door meerdere aspecten die niet altijd zichtbaar zijn.

Met dit laatste voorbeeld geven wij aan dat het beheersen van de juiste competenties alleen niet voldoende voorwaarde voor succes is. Naast competenties zijn ook attitudes en omgevingsfactoren of situaties belangrijke elementen die bijdragen aan het succes van een persoon.

Attitudes

Attitudes zijn de houding en denkbeelden van een persoon die bepalen hoe iemand 'in het leven staat'. Zij zijn niet aangeboren, maar worden vanuit onze (culturele) achtergrond en opvoeding aan ons doorgegeven en gedurende het leven aangevuld met eigen ervaringen. Voorbeelden van attitudes zijn motivatie, normen en waarden, cultuuraspecten en overtuigingen. Attitudes zijn – net als karaktereigenschappen – moeilijk zichtbaar en hebben eveneens een belangrijke invloed op het gedrag van mensen. Het verschil tussen attitudes en karaktereigenschappen is dat karaktereigenschappen zijn aangeboren en niet of nauwelijks zijn te veranderen. Attitudes kunnen weliswaar hardnekkig zijn, maar zijn wel te veranderen.

Attitudes vormen dus een belangrijke voorwaarde voor succesvol gedrag. Wanneer 'werken volgens de principes van vraagsturing' gezien wordt als succesvol gedrag, speelt de houding van medewerkers ten aanzien daarvan een belangrijke rol bij de realisatie van vraagsturing. Een persoon moet bijvoorbeeld gemotiveerd zijn om het gevraagde, succesvolle gedrag te laten zien. Indien iemand het nut niet inziet van een cliëntgerichte werkhouding, dan zal deze – los van het feit of hij de juiste competenties bezit – niet snel geneigd zijn om een dergelijke houding aan te nemen. Zo kan het ook zijn dat cultuurverschillen een rol spelen: de wijze waarop je anderen bejegent en respecteert, verschilt per cultuur.

Al met al kan gesteld worden dat het gewicht van attitudes in het kader van veranderingen groter is dan op het eerste gezicht lijkt. Want attitudes kunnen diep verankerd zijn in het wezen van een persoon en kunnen een belangrijke belemmering vormen voor het veranderen van gedrag. Een aantal mensen zal zichzelf vanuit het eigen referentiekader de vraag stellen in hoeverre zij met deze verandering wil en kan meegaan. In hoofdstuk 6 gaan wij nader in op de rol die attitudes spelen bij gedragsverandering.

Omgeving/organisatie

Voorts spelen de omgeving en externe factoren (situaties) een rol bij het tonen van succesvol gedrag. Hiermee wordt bedoeld dat de omgeving de persoon in staat moet stellen om het succesvolle gedrag te laten zien. Er moeten als het ware de juiste randvoorwaarden bestaan of gecreëerd worden. Wordt cliëntgericht gedrag binnen de organisatie gestimuleerd en hebben medewerkers de fysieke mogelijkheid om aan de wensen van hun cliënten tegemoet te komen? Ook kan het zijn dat een thuissituatie er (tijdelijk) voor zorgt dat iemand niet in staat is om zich adequaat op een cliënt te richten, bijvoorbeeld omdat deze situatie te veel energie opslokt.

3.2 Competentiesystemen

Nu we weten wat competenties zijn en hoe deze kunnen leiden tot succesvol gedrag, kunnen we kijken naar de wijze waarop competenties in organisaties worden gebruikt. Wij gaan daarbij in op het abstractieniveau van de competenties en de mate van gelaagdheid. Vervolgens bespreken we hoe een lijst van competenties overzichtelijk ingedeeld kan worden.

Abstractieniveau

Een belangrijke keuze die een organisatie moet maken heeft betrekking op het abstractieniveau waarop competenties worden vastgesteld. Naarmate dit abstractieniveau lager is, worden competenties concreter en meer op medewerkers en/of functies toepasbaar. Het hoogste abstractieniveau vinden we bij competenties die voor de gehele organisatie worden vastgesteld. Deze competenties, die we generieke competenties noemen, verwoorden de missie en cultuur van de organisatie. Met andere woorden: welk gemeenschappelijk gedrag vraagt de organisatie van al haar medewerkers in het kader van de gemeenschappelijke doelstellingen? Veelal zijn competenties als cliëntgerichtheid, kwaliteitsgerichtheid en resultaatgerichtheid generieke competenties. Zij geven aan hoe de organisatie zich naar buiten toe wil profileren. Soms gebruikt een organisatie de generieke competenties om duidelijk te maken dat zij een andere koers wil gaan varen.

Een niveau dieper bevinden zich de competenties die worden vastgesteld voor samengestelde functiegroepen (leidinggevenden, secretariaatsfuncties, cliëntondersteuners enz.) of voor de afzonderlijke functies (leidinggevende afdeling diagnostiek, leidinggevende dagbesteding, enz.). Deze specifieke competenties geven de benodigde kwaliteiten aan van medewerkers in hun specifieke functie(groep) en worden vastgelegd in competentieprofielen. Vaak zijn deze competentieprofielen gerelateerd aan de functiebeschrijving. Als een functiebeschrijving aangeeft *wat* in een functie van een medewerker wordt verwacht, geeft het competentieprofiel aan *hoe* dit tot stand moet komen. Dit laatste kan wijzigen wanneer de definitie van succesvol gedrag verandert. De taak: 'voeren van intakegesprekken met nieuwe cliënten' zal in het kader van vraagsturing niet wijzigen. De daarvoor benodigde competenties zoals cliëntgerichtheid, zullen echter wel veranderen. Hoe deze precies veranderen, zullen we later in dit boek nader uiteenzetten.

Wanneer we nog een niveau dieper kijken, treffen we ten slotte de persoonlijke competenties aan. Deze zijn veelal een aanvulling op de specifieke competenties en geven de persoonlijke ambities en ontwikkelpunten van medewerkers weer, soms ook in het kader van een mogelijke toekomstige functie. Een medewerker die bijvoorbeeld de ambitie heeft om zorgcoördinator te worden, kan een aantal persoonlijke leidinggevende competenties

Figuur 4

Generieke en specifieke competenties

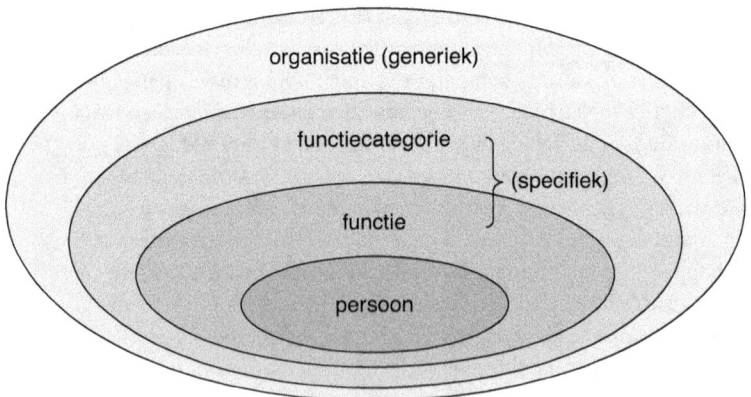

in zijn profiel opnemen. Meestal spreken we in dit kader van persoonlijke ontwikkelplannen (POP).

De gelaagdheid van competenties

Een andere keuze die een organisatie kan maken is of zij gelaagdheid wil aanbrengen in de competenties. Wij onderscheiden competentiesystemen zonder gelaagdheid en met gelaagdheid. Een competentiesysteem zonder gelaagdheid noemen we een lineair competentiesysteem. In een lineair systeem hebben de competenties voor iedere medewerker, op iedere functie en op ieder hiërarchisch niveau in de organisatie dezelfde betekenis en uitwerking. De competentie 'organisatievermogen' bijvoorbeeld is dan hetzelfde voor zowel de hoogste leidinggevende als voor de operationele medewerker. De definitie van organisatievermogen is (zie ook de competentielijst in bijlage 1): *Is in staat activiteiten van zichzelf (en van anderen) op elkaar af te stemmen en hun volgorde te bepalen, zodat doeleinden efficiënt en effectief gerealiseerd worden.* In een lineair systeem geldt deze beschrijving voor iedereen. Iedere medewerker die deze competentie in zijn profiel heeft, kan pas succesvol zijn in de functie wanneer hij voldoet aan deze beschrijving.

Bij een gelaagd competentiesysteem worden de competenties (meestal op hiërarchische basis) ingedeeld in niveaus. Een gangbare indeling is: strategisch, tactisch en operationeel. Een andere indeling is die in leidinggevenden en medewerkers. Deze laatste indeling gebruiken wij later in dit boek om juist het onderscheid tussen leidinggevenden en medewerkers bij vraagsturing te verduidelijken. Belangrijk is dat in een gelaagd systeem op de verschillende niveaus andere eisen aan medewerkers worden gesteld. Bekijken we de competentie 'organisatievermogen' in een gelaagd systeem met drie niveaus, dan blijft de definitie: *Is in staat activiteiten van zichzelf (en van anderen) op elkaar af te stemmen en hun volgorde te bepalen, zodat doeleinden efficiënt en effectief gerealiseerd worden.* Het verschil zit in de uitwerking van deze definitie in eisen of gedragscriteria. Deze uitwerking kan als volgt zijn.

Strategisch:
– is inventief in het bedenken van effectieve oplossingen voor de organisatie als geheel;
– kijkt daarbij over de grenzen van de organisatie heen naar maatschappelijke consequenties;
– verwerft bij externe partijen steun voor projecten en activiteiten.

Tactisch:
- stelt activiteiten (van zichzelf en anderen) op elkaar af;
- stelt kaders vast voor activiteiten van anderen;
- deelt werkzaamheden efficiënt in en kan activiteiten op elkaar afstemmen;
- heeft inzicht in tijd, middelen en mensen die nodig zijn om een optimaal resultaat te behalen en weet deze te werven.

Operationeel:
- stelt goede prioriteiten;
- gaat effectief te werk;
- brengt de nodige structuur in het eigen werk aan;
- werkt op logische wijze naar het beoogde resultaat toe;
- gaat efficiënt te werk.

Het beschreven voorbeeld bij de competentie 'organisatievermogen' maakt duidelijk dat het mogelijk is om voor de hoogste leidinggevende de competentie op het strategische niveau te hanteren, terwijl voor de operationeel medewerker het operationele niveau kan worden beschouwd.

Wij maken in dit boek de keuze voor een gelaagd systeem met een abstractieniveau tot en met functiecategorieën. Het gelaagde systeem geeft de mogelijkheid om specifiek onderscheid te maken tussen leidinggevenden en medewerkers, zelfs als zij over dezelfde competenties moeten beschikken. De keuze voor competenties op het organisatieniveau (generieke competenties) maken wij, omdat wij willen benadrukken dat vraagsturing om een andere basishouding van iedereen vraagt. De nadere concretisering in functiecategorieën helpt om dieper op de verschillende rollen bij vraagsturing in te gaan.

3.3 CORP-indeling

De competenties die voor de diverse functies in een organisatie van belang zijn, omvatten vaak een behoorlijke lijst. Vaak wordt zo'n lijst een 'competentiewoordenboek' genoemd. Om alle competenties overzichtelijk te groeperen, adviseren wij om een indeling in categorieën te maken. Elke categorie weerspiegelt een ander aspect van het menselijk gedrag. In dit boek hanteren wij de CORP-indeling:
- conceptuele competenties (het denken);
- operationele competenties (het doen);
- relationele competenties (de interactie met anderen);
- persoonlijke competenties (het zijn).

Conceptuele competenties (het denken) (C)

Deze dimensie heeft niet alleen betrekking op het passieve – 'in het hoofd', weten van – maar ook op het vermogen om zelf actief nieuwe zaken te bedenken. Anders gezegd: niet alleen de kunde om een puzzel in delen te analyseren tot de perfect uitgebeende oplossing (probleemanalyse), maar ook het kenmerk om zelf nieuwe puzzels te bedenken (probleemanalyse en creativiteit). Voorbeelden van dergelijke competenties zijn: helikopterview, analytisch vermogen en verbeeldingskracht/creativiteit.

Operationele competenties (het doen) (O)

Bij deze competenties gaat het om de operationele vaardigheid om iets uit te voeren. Bijvoorbeeld de praktische vaardigheid in plannen, bewaken en sturen van projecten (plannen, organiseren). Andere voorbeelden van operationele competenties zijn: commercieel handelen, besluitvaardigheid en nauwkeurigheid.

Relationele competenties of sociale kracht (de interactie met anderen) (R)

Deze derde dimensie heeft betrekking op alle aspecten van het samen met, door middel van, ten behoeve van, of desnoods onder tegenwerking van mensen bijdragen aan een bepaald doel. Voorbeelden van relationele competenties zijn: luisteren, inlevingsvermogen en onderhandelen.

Persoonlijke competenties (het zijn) (P)

Deze dimensie bestaat uit persoonsgebonden kenmerken waarin mensen kunnen verschillen. Voorbeelden hiervan zijn: ambitie, loyaliteit, assertiviteit en zelfstandigheid.

Een bijkomend voordeel van de corp-indeling is dat snel bekeken kan worden waar het zwaartepunt van een functie ligt. Bij sommige functies zal voornamelijk een beroep gedaan worden op de verstandelijke vermogens van een medewerker (conceptuele competenties). Bij andere functies zijn juist goede sociale vaardigheden onontbeerlijk (relationele competenties).

Competenties in het kader van vraagsturing

Vanuit de kennis over competenties maken we de koppeling naar de thematiek van vraagsturing. Bij vraaggestuurde zorg geeft de cliënt aan welk aanbod hij wenst. De zorgverlener luistert naar de cliënt, informeert, adviseert en stimuleert hem. Het is een proces van overleg en onderhandelen. Al deze (nieuwe) aspecten in het werken binnen de gezondheidszorg zijn te vatten in competenties. Zoals reeds eerder genoemd, veranderen de competenties van medewerkers als gevolg van vraagsturing. Ook voor leidinggevenden verandert er veel. Wanneer een organisatie als geheel vraaggestuurd wil opereren, heeft dit consequenties voor de competenties van het midden- en hoger kader.

> We hebben onderzoek gedaan naar de competenties waarover uitvoerend medewerkers en leidinggevenden (midden- en hoger kader) in de zorgsector moeten beschikken in het kader van vraagsturing. Het onderzoek is uitgevoerd via twee wegen. Enerzijds is met een aantal directeuren en hoofden P&O een gesprek gevoerd om kwalitatieve informatie te verkrijgen. Anderzijds is een landelijke enquête uitgevoerd. Deze enquête is binnen een breed gebied van de gezondheidszorg verspreid (thuiszorg, ouderenzorg, gehandicaptenzorg). In de enquête is gevraagd om per dimensie (CORP-indeling, zie hoofdstuk 3) twee competenties aan te kruisen die men het meest essentieel vond

voor leidinggevenden, respectievelijk uitvoerend medewerkers in het kader van vraagsturing. Daarnaast zijn vragen gesteld over de stand van zaken binnen de organisatie met betrekking tot vraagsturing en over de verwachtingen ten aanzien van consequenties van de invoering van vraagsturing. Op basis van de (kwalitatieve en kwantitatieve) onderzoeksresultaten en de eigen ervaring met vraagsturing in de zorg, hebben wij een set van essentiële competenties voor uitvoerende medewerkers en leidinggevenden vastgesteld. In paragraaf 4.1 en 4.2 geven we omschrijvingen van deze competenties. In paragraaf 4.3 geven we voorbeelden van de vertaling van deze competenties naar concrete gedragscriteria.

4.1 Competenties voor uitvoerende medewerkers bij vraagsturing

Het werk in de zorg is bij uitstek mensenwerk. Vraagsturing heeft dan ook veel gevolgen voor de medewerkers die in direct contact staan met cliënten. Zij staan voor de ultieme opgave om een meer cliëntgerichte en vraaggerichte houding te combineren met hun professionele kennis en vaardigheden. Dit maakt van hen ware evenwichtskunstenaars. Een dergelijke werkwijze vraagt veel eigen initiatief en inschattingsvermogen. Vasthouden aan regels en voorschriften volstaat niet meer. Ook de attitude ten aanzien van de cliënt verandert.

In het onderzoek is nadrukkelijk gekeken naar de eisen die vraagsturing aan medewerkers stelt. Wij praten dus over kritische (essentiële) competenties: welke competenties zijn essentieel voor medewerkers om het principe van vraagsturing succesvol vorm te geven? Daarom is het aantal competenties beperkt gebleven tot zeven.

De competenties zijn ingedeeld in de vier dimensies – conceptueel, operationeel, relationeel en persoonlijk (CORP-indeling) – waarbij minimaal één competentie per dimensie is gekozen. De resultaten van het onderzoek zijn schematisch weergegeven in tabel 1.

Tabel 1

Essentiële competenties voor medewerkers

Conceptueel	Operationeel	Relationeel	Persoonlijk
Oplossingsgerichtheid	Anticiperen Organisatievermogen	Cliëntgerichtheid Onderhandelen	Flexibiliteit Zelfstandigheid

Naast de omschrijving bij iedere competentie (zie ook bijlage 1) lichten we deze competenties toe op basis van de resultaten van het onderzoek.

Oplossingsgerichtheid

Is in staat vanuit oplossingen te denken in plaats van problemen, waardoor niet op voorhand mogelijkheden worden uitgesloten.
Bij vraagsturing worden de verantwoordelijkheden en bevoegdheden lager in de organisatie gelegd. Dit betekent dat medewerkers meer oplossingsgericht moeten worden. Zij moeten inspelen op onverwachte situaties, moeten daarbij praktisch, zelfstandig en creatief zijn. De dagelijkse problemen moeten à la minute worden opgelost en er is vaak (te) weinig tijd om probleemsituaties terug te koppelen of om advies aan leidinggevenden te vragen.

Anticiperen

Is in staat om over de huidige taakstelling heen te kijken en veranderingen in de bestaande situatie te voorzien en daarop doeltreffend in te spelen.
Naast het kunnen inspelen op dagelijks voorkomende probleemsituaties, moeten medewerkers ook bepaalde situaties kunnen voorzien en daar adequaat op kunnen inspringen.

Organisatievermogen

Is in staat activiteiten van zichzelf (en van anderen) op elkaar af te stemmen en hun volgorde te bepalen, zodat doeleinden efficiënt en effectief gerealiseerd worden.
Medewerkers zullen, binnen de kaders die zijn gesteld, zelfstandiger moeten zijn, zelf de eigen werkzaamheden/taken moeten indelen en organiseren en zelf keuzes moeten maken en beslissingen moeten nemen. Een van de aspecten van vraagsturing is dat er minder volgens regels wordt gewerkt ('zo doen we het hier'). De cliënt staat immers centraal. Vanuit die visie organiseren medewerkers het werk op een wijze die voor de betreffende cliënt optimaal is.

Cliëntgerichtheid

Weet wensen of behoeften van cliënten of gebruikers te onderzoeken en hiernaar te handelen. Heeft een dienstverlenende attitude.
Deze competentie vormt de kern van vraaggestuurd werken. Cliëntgerichtheid behelst een combinatie van verschillende competenties. Het gaat om luisteren, doorvragen om de vraag achter de vraag te achterhalen, verwerken van de vraag in een zorgaanbod, terugkoppelen van de ideeën van de medewerker ten aanzien van de zorgvraag van de cliënt en realistisch kunnen inschatten hoe cliënten reageren. Met andere woorden: cliëntgerichtheid komt in alle facetten van het werken in de zorg naar voren, vanaf de intake, het zorgplan* tot en met de uitvoering van de werkzaamheden in de dagelijkse gang van zaken. Het gaat erom dat de medewerker laat zien vanuit het perspectief van de cliënt te denken en te handelen. Hij onderzoekt de wensen en behoeften van de cliënt en weet daar ook in de zorgverlening op in te spelen. De medewerker dient continu de cliënt en zijn zorgaanbod in ogenschouw te nemen. Het gaat daarbij om een individuele aanpak op maat. Cliëntgerichtheid vereist invoelend vermogen en een grote dosis relationele sensitiviteit.

Onderhandelen

Is in staat doelgericht contacten te leggen en te onderhouden, gericht op het bereiken van overeenstemming. Is vasthoudend aan het eigen standpunt, maar kan waar nodig toegeven.
Bij het vaststellen van de zorgvraag en het opstellen van zorgplannen is onderhandelen gericht op de keuze van mogelijke zorgproducten erg belangrijk. Samen met de cliënt worden de mogelijkheden afgewogen. Ook bij de uitvoering van de zorg is onderhandelen belangrijk, omdat de praktijk soms anders is dan van tevoren met de cliënt in bijvoorbeeld een zorgplan is vastgesteld. De medewerker speelt het spel van enerzijds meegaan met de cliënt en diens wensen en anderzijds de afweging of de kwaliteit van de zorg gewaarborgd blijft. Voor een goed onderhandelingsproces is het belangrijk dat de medewerker zich goed mondeling kan uitdrukken en over relationele sensitiviteit beschikt (zie cliëntgerichtheid).

---

* Soms wordt ook over dienstverleningsplan of ondersteuningsplan gesproken. We kiezen voor de eenduidigheid voor de term zorgplan.

Flexibiliteit

Is in staat af te wijken van bestaande patronen, en het eigen gedrag te veranderen teneinde een gesteld doel te bereiken. Is in staat zich aan te passen aan de eisen die de werksituatie stelt.

Van medewerkers wordt verwacht dat zij kunnen inspelen op onverwachte situaties, dat zij kunnen meegroeien met veranderingen in de zorg en met de soms veranderende behoeften van de cliënten. Medewerkers hebben daarnaast de flexibiliteit nodig om zich aan te passen aan de veranderingen in de organisatie die het gevolg zijn van vraagsturing, zoals veranderde werktijden of werkdagen. Tevens is het belangrijk dat medewerkers in staat zijn om zich aan te passen aan veranderende taakstellingen in de zorg.

Zelfstandigheid

Is in staat zonder hulp van anderen taken te verrichten, probeert op eigen kracht met probleemsituaties om te gaan. Handelt volgens eigen overtuiging, onafhankelijk van anderen.

Vraagsturing vraagt een grote mate van zelfstandigheid van de medewerkers. Deze zelfstandigheid is nodig om direct te kunnen reageren op de cliënt en keuzes te kunnen maken. Vraagsturing vergt daarmee ook een grote mate van taakvolwassenheid van medewerkers. Er zal daarmee een grotere afstand ontstaan tussen de leidinggevende en de medewerker. Medewerkers werken op een zelfstandige wijze met het zorgplan en gebruiken de organisatorische kaders als basis. Voor leidinggevenden betekent dit dat zij in staat moeten zijn op een constructieve manier feedback te geven, om tot correcties van gedrag, houding en bejegening te komen.

4.2 Competenties voor leidinggevenden bij vraagsturing

Ook aan leidinggevenden worden bij vraaggestuurde zorg andere eisen gesteld dan voorheen. Zo krijgen zorginstellingen te maken met concurrentie als gevolg van de veranderde relatie met de omgeving. Aangezien de cliënt meer keuzevrijheid krijgt, zal hij ook meer gaan 'shoppen'. Zorg wordt een vrij product dat op de markt wordt vergeleken en in concurrentie aangeschaft. De cliënt zal steeds vaker een integraal zorgproduct willen dat past bij zijn positie in de maatschappij, wat op elkaar afstemmen van wonen, werken en zorg met zich meebrengt.

Voor zorginstellingen betekent dit dat zij meer in een netwerk zullen opereren. Dat netwerk beperkt zich niet alleen tot de zorginstellingen, maar breidt zich ook uit tot de gemeenten, woningbouwverenigingen, bedrijven enzovoort. Vraagsturing vraagt dus een andere benadering en heeft ook organisatorische consequenties. Van leidinggevenden vraagt het in toenemende mate ondernemerschap.

Vertaald naar de functie van leidinggevenden betekent dit dat zij vorm en richting moeten geven aan de andere eisen die cliënten stellen aan de zorgleverende organisaties. Dat impliceert het aanpassen van werkprocessen, organisatiestructuren, taken en verantwoordelijkheden. Wanneer de cliënt een meer invloedrijke en directe stem krijgt bij de vaststelling en bijstelling van het zorgplan, dient hierop het werkproces aangepast te worden. De vraag is dan aan de orde op welke manier de cliënt hierop rechtstreeks invloed kan uitoefenen. Dit kan consequenties hebben voor de organisatie en werkwijze van overlegmomenten hierover, maar ook voor de inhoud van de documenten waarin een en ander wordt beschreven.

Vraagsturing heeft tot gevolg dat leidinggevenden zowel op resultaten als op inhoud sturen. Ze zorgen er bijvoorbeeld voor dat er nieuwe vormen van dienstverlening ontstaan, dat werkprocessen afgestemd zijn op de vragen van de cliënt. Tegelijkertijd werken ze aan de wijze waarop dit gebeurt middels sturing op attitude, op ontwikkeling van expertise en op methodisch werken.

Vanzelfsprekend zal als gevolg van de veranderende taak van leidinggevenden ook de aansturing van medewerkers veranderen. Een leidinggevende komt meer op afstand te staan. Hij heeft minder directe bemoeienis met de primaire processen, laat de medewerkers zelfstandiger functioneren en stuurt via coaching. Tegelijkertijd heeft de leidinggevende de taak om eenduidigheid in het zorgaanbod te faciliteren, zodat de cliënt volgens dezelfde filosofie wordt benaderd. Deze cultuurverandering dient de leidinggevende te begeleiden. De leidinggevende gaat de dialoog aan met medewerkers over competenties en attitude. Ze bespreken gezamenlijk over welke competenties de medewerker beschikt en welke verdere ontwikkeling vragen (zie daartoe ook hoofdstuk 6). Essentiële competenties voor leidinggevenden die uit het onderzoek naar voren kwamen staan in tabel 2.

Tabel 2

Essentiële competenties voor leidinggevenden

Conceptueel	Operationeel	Relationeel	Persoonlijk
Verbeeldings- kracht/ creativiteit	Ondernemingszin Organisatie- vermogen	Cliëntgericht- heid Regisseren	Enthousiasmeren Resultaatgericht- heid

Naast de omschrijving bij iedere competentie (zie ook bijlage 1) lichten we deze competenties toe op basis van de resultaten van het onderzoek.

Verbeeldingskracht/creativiteit

Is in staat om met verschillende mogelijkheden (ook niet voor de hand liggende alternatieven) voor het oplossen van problemen te komen. Weet geheel nieuwe werkwijzen te bedenken ter vervanging van bestaande methoden en technieken.
De leidinggevenden moeten meer dan voorheen andere wijzen van aansturing of handelen ontwikkelen, waarbij zij over grenzen moeten leren kijken en ook minder voor de hand liggende opties moeten verkennen. Leidinggevenden moeten zich daarbij nieuwe situaties kunnen voorstellen en 'ruim' kunnen denken.

Ondernemingszin

Is in staat om in het werk weldoordacht risico's te nemen, waardoor nieuwe wegen kunnen worden ingeslagen en nieuwe vormen van zorg- en dienstverlening kunnen worden ontwikkeld en beter ingespeeld wordt op vragen van cliënten.
Leidinggevenden moeten het hoofd kunnen bieden aan mogelijke concurrenten. Dit betekent onder andere contact leggen met externe partijen en met hen afspraken maken. Cliënten (en hun ouders/verzorgers) worden steeds mondiger, gaan 'meer waar voor hun geld' eisen. Organisaties moeten met de andere rol overweg kunnen. Een belangrijk aspect van vraagsturing is dat leidinggevenden meer risico's moeten durven nemen. Zij zullen

zich actiever moeten opstellen binnen het krachtenveld van cliënt, organisatie en omgeving. Leidinggevenden dienen hierbij initiatiefrijk te zijn.

Organisatievermogen

Is in staat activiteiten van zichzelf (en van anderen) op elkaar af te stemmen en hun volgorde te bepalen, zodat doeleinden efficiënt en effectief gerealiseerd worden.
Vraagsturing betekent ook differentiatie van zorgaanbod. Leidinggevenden moeten de kaders en voorwaarden scheppen waarbinnen de medewerkers dit kunnen bieden. De leidinggevende moet de (nieuwe) organisatie inrichten. Daarbij dient hij daadkrachtig te zijn. Als een organisatie bijvoorbeeld besluit om de maaltijdtijden te wijzigen en flexibele tijden te hanteren, zal de leidinggevende daarin het voortouw moeten nemen. Hij moet er ook voor zorgen dat hiertoe actie wordt ondernomen en zoekt samenwerking met anderen binnen de organisatie. Deze competentie staat in nauwe relatie tot resultaatgerichtheid: het bereiken van gestelde doelen vergt namelijk behoorlijk wat organisatievermogen.

Cliëntgerichtheid

Weet wensen of behoeften van cliënten of gebruikers te onderzoeken en hiernaar te handelen. Heeft een dienstverlenende attitude.
Vraagsturing betekent in interactie of gesprek met de cliënt het zorgaanbod afstemmen op de behoefte van de cliënt en dit binnen de organisatie te realiseren. Leidinggevenden moeten daarbij duidelijk de balans kunnen bewaken tussen enerzijds het inspelen op de wensen van de cliënt en anderzijds de professionaliteit/deskundigheid van medewerkers. Dit kan met elkaar conflicteren. Cliëntgerichtheid betekent immers niet 'u vraagt, wij draaien'. Voor leidinggevenden betekent cliëntgerichtheid qua houding een continu gericht-zijn op de cliënt. Een houding die gekenmerkt wordt door de intentie om de dienstverlening en de organisatie af te stemmen op de vragen van de cliënt. Een houding die aanzet tot zoeken naar antwoorden buiten het reeds aanwezige aanbod, tot zoeken naar aanpassingen van de organisatie zodat de vragen een positief antwoord krijgen.

Regisseren

Is in staat belangen, opinies en inbreng van diverse partijen samen te brengen. Geeft vorm en richting aan (uiteenlopende) samenwerkingsverbanden en realiseert een gemeenschappelijk resultaat.

De medewerkers krijgen meer verantwoordelijkheid en zelfstandigheid. Belangrijk is dat leidinggevenden aan medewerkers het vertrouwen geven, hen durven loslaten, veiligheid bieden, stimuleren en motiveren om volgens de principes van vraagsturing te werken. De leidinggevende wordt dus meer regisseur van de processen zonder deze strak aan te sturen. Randvoorwaarden scheppen en faciliteren zijn daarbij belangrijke elementen.

Enthousiasmeren

Is in staat anderen te enthousiasmeren en te stimuleren. Draagt een eigen positieve houding over op anderen.

Vraaggericht werken vergt (zeker in het begin) energie van mensen. Leidinggevenden moeten de drive/energie in de organisatie zien op te wekken om deze in beweging te zetten en om medewerkers gedreven te houden.

Resultaatgerichtheid

Is in staat resultaat- en doelgericht te werken, waarbij mogelijk interessante zijwegen ook worden benut. Werkt om iets concreets tot stand te brengen.

Het gaat niet langer om alleen de inspanning. Ook het resultaat, verwoord in heldere productiedoelstellingen, geldt. Van de leidinggevenden wordt een duidelijke gerichtheid op de resultaten verwacht. Zij stellen ook de productiedoelstellingen op en geven daarmee aan wat van eenieder verwacht wordt en hoe de medewerkers aan deze eisen moeten voldoen. De leidinggevende moet daarbij faciliteren (regisseren en organiseren).

4.3 Welk gedrag hoort bij deze competenties?

Om competenties meetbaar te maken en dus te zien of iemand de gewenste competentie beheerst, is het van belang om de competenties in concrete gedragscriteria te beschrijven. Je wilt bijvoorbeeld kunnen benoemen welk gedrag je wilt zien bij iemand die de competentie 'zelfstandigheid' beheerst. Of duidelijk maken hoe cliëntgerichtheid zichtbaar is. De criteria dienen zo concreet en meetbaar mogelijk benoemd te worden. Het voordeel van het benoemen van concrete gedragscriteria is dat de medewerker en de leidinggevende het over hetzelfde hebben. Over de uitleg van de competentie kan dan geen discussie meer ontstaan. Hiermee voorkom je dat elk een eigen invulling geeft aan een competentie.

In het hiernavolgende geven we enkele voorbeelden van dergelijke gedragscriteria. Ook hier geldt dat het in dialoog gezamenlijk formuleren van gedragscriteria een goed hulpmiddel is in het traject van vraagsturing. Deze dialoog kan zowel plaatsvinden met medewerkers als met cliënten. We werken twee competenties uit voor medewerkers (organisatievermogen en onderhandelen), één voor leidinggevenden (ondernemingszin) en één die voor beiden is geselecteerd (cliëntgerichtheid). We noemen per competentie een aantal gedragscriteria.

Organisatievermogen

Iemand is in staat om activiteiten van zichzelf (en van anderen) op elkaar af te stemmen en hun volgorde te bepalen, zodat doeleinden efficiënt en effectief gerealiseerd worden.
De medewerker is succesvol bij deze competentie wanneer deze:
– de na te streven doelen concreet aangeeft;
– zo mogelijk alternatieve oplossingen weet te bedenken;
– acties afstemt op de doelen;
– prioriteiten stelt;
– benodigde acties in een duidelijke en logische volgorde plant;
– eventueel de planning van werkzaamheden aanpast;
– overzicht heeft over de verschillende acties;
– de tijd in de gaten houdt en efficiënt benut;
– collega's inschakelt om de benodigde werkzaamheden te kunnen verrichten;
– gunstige randvoorwaarden schept.

Onderhandelen

Iemand is in staat doelgericht contacten te leggen en te onderhouden, gericht op het bereiken van overeenstemming. Hij is vasthoudend aan het eigen standpunt, maar kan waar nodig toegeven.
Dit betekent dat een medewerker:
– vooraf inschat wat hij wil bereiken;
– een gespreksstrategie uitstippelt;

- de cliënt constructief en positief benadert;
- de vraag van de cliënt goed onderzoekt;
- het gemeenschappelijk belang benadrukt;
- oog heeft voor het standpunt van anderen;
- openstaat voor argumenten en deze weegt ten opzichte van het eigen standpunt;
- kan vasthouden aan het eigen standpunt;
- op het juiste moment het eigen standpunt loslaat;
- oplossingen zoekt voor het overbruggen van tegengestelde belangen.

Ondernemingszin

Iemand is in staat om in het werk weldoordacht risico's te nemen, waardoor nieuwe wegen kunnen worden ingeslagen en nieuwe vormen van zorg- en dienstverlening kunnen worden ontwikkeld en beter ingespeeld wordt op vragen van cliënten.

De leidinggevende is succesvol wanneer deze:
- actief op zoek is naar behoeften van cliënten;
- weet waaraan cliënten behoefte hebben en hierop inspeelt;
- kansen signaleert in de markt en hierop actie onderneemt;
- openstaat voor opties;
- risico's inschat;
- weldoordachte risico's neemt;
- marktgerichte voorspellingen doet;
- denkkaders wil overschrijden;
- contacten legt met potentiële cliëntengroepen en met samenwerkingspartners;
- buiten gebaande paden gaat;
- nieuwe vormen van dienstverlening ontwikkelt.

Cliëntgerichtheid

Weet wensen of behoeften van klanten of gebruikers te onderzoeken en hiernaar te handelen. Heeft een dienstverlenende attitude.

Deze competentie is essentieel voor zowel leidinggevenden als voor uitvoerend medewerkers. De vertaling naar concreet gedrag leidt voor beide functies tot andere gedragscriteria, omdat ze cliëntgerichtheid op een nadere manier invulling moeten geven. We hanteren hierbij dus het gelaagde competentiesysteem.

Voor een medewerker betekent het dat hij:
- respect toont voor de cliënt;
- ter zake doende vragen stelt en op de juiste momenten doorvraagt;
- luistert naar de cliënt: hij heeft een actieve luisterhouding, heeft oogcontact met de cliënt, vat samen wat de cliënt vertelt, laat merken dat hij emoties/gevoelens van de cliënt waarneemt, erkent de problemen waar de cliënt mee zit;
- verbaal en non-verbaal laat blijken de boodschap/vraag te begrijpen;
- inspeelt op wensen en behoeften van de cliënt. Komt met een voorstel dat een antwoord geeft op de vraag van de cliënt. Checkt of de geboden oplossing de juiste is en biedt zo nodig een alternatieve oplossing aan;
- in de dagelijkse zorgpraktijk rekening houdt met de individuele wensen van de cliënt, ook als de cliënt daar niet expliciet om vraagt (past bijvoorbeeld planning aan, houdt rekening met lichamelijke gevoeligheden);
- openstaat voor kritiek;
- een klacht van de cliënt serieus neemt: rustig en correct blijft, ook wanneer de cliënt onvriendelijk reageert;
- zoekt naar mogelijke oplossingen voor deze klacht en die bespreekt met de cliënt.

Cliëntgerichtheid voor een leidinggevende betekent dat hij:
- systematisch de behoeften en vragen van cliënten onderzoekt;
- behoeften van cliënten vertaalt in nieuwe dienstverlening of aanpassing van bestaande dienstverlening verzorgt;
- alert is op signalen van cliënten met betrekking tot de (on)tevredenheid over de dienstverlening en hierop adequaat reageert;
- denkt in termen van mogelijkheden in plaats van moeilijkheden, continu zoekt naar mogelijkheden om vragen van cliënten te beantwoorden;
- het spanningsveld bespreekbaar maakt dat kan optreden tussen vragen van de cliënt en professionele verantwoordelijkheid van medewerkers;
- in samenspraak met betrokken partijen oplossingen zoekt voor dit spanningsveld.

Voor iedere functie kunnen de competenties op deze manier geconcretiseerd worden. Wij adviseren om dit te doen in samenspraak met de betreffende medewerkers en leidinggevenden.

Het bepalen van de competenties

Aan de hand van ons onderzoek is de set van essentiële competenties, met voorbeelden, gegeven voor medewerkers en leidinggevenden in het kader van vraagsturing. Gaan werken met competenties in een organisatie betekent tegen praktische vragen over de aanpak aanlopen. Vanuit onze praktijk krijgen wij van zorgorganisaties veelvuldig de vraag hen te helpen bij het opstellen en invoeren van competenties. Organisaties kiezen daarbij een specifieke aanpak die aansluit bij hun ambities, doelstellingen en ontwikkelfase. Vanuit de uitgangspunten van vraagsturing staat de cliënt altijd voorop.

> In dit hoofdstuk geven wij aan hoe het opstellen van competenties op een gestructureerde wijze kan plaatsvinden. Wij gaan daarbij uit van een basisaanpak, waarbinnen wij een aantal verschillende mogelijkheden aangeven voor het op creatieve en speelse wijze introduceren van competenties in de organisatie. Een helder plan van aanpak met duidelijke ontwerpstappen voorkomt dat het proces gaat 'zweven' en hierdoor onzekerheid in de organisatie ontstaat. Wij gaan uit van onze ervaringen, zonder daarmee de pretentie te hebben volledig te zijn. Onze basisaanpak bestaat uit minimaal de volgende basisstappen:
> 1 bepalen aanpak;
> 2 vertalen van de organisatievisie naar generieke competenties;
> 3 opstellen van een set competenties;
> 4 inbedden in de organisatie.

5.1 Bepalen aanpak

Het is belangrijk om de aanpak van tevoren binnen de organisatie goed door te spreken. Competenties zijn immers een middel, geen doel op zich. Vraagsturing is het centrale doel. Bovendien is het vaststellen van competenties meestal een onderdeel van een groter geheel, zoals de organisatorische en procesmatige veranderingen rond vraagsturing. Het proces rond het vaststellen van de competenties moet daarmee congruent en aanvullend zijn. Daarnaast is het belangrijk om te bepalen wie welke rol gaat spelen in het traject. Wat wordt de rol van de directie? Welke rol krijgen de zorgmanagers en de medewerkers? Krijgt de ondernemingsraad nog een specifieke taak? Waar kunnen medewerkers met hun vragen naartoe? Welke rol heeft personeelszaken daarin? En ten slotte: welke rol krijgen de cliënten, cliëntenraden en cliëntenvertegenwoordigers?
Wij onderscheiden verschillende varianten in de aanpak.

Figuur 5

Varianten in aanpak bij het bepalen van competenties

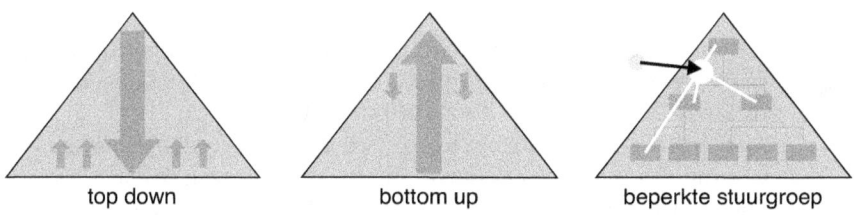

top down   bottom up   beperkte stuurgroep

Top down

Bij een top-downinvoering worden competenties vanuit de directie of het management bepaald en aan de medewerkers gecommuniceerd. Dit gebeurt meestal aan de hand van de functieprofielen en gaat vaak gepaard met een vernieuwing van deze functieprofielen. Een veelvoorkomende vernieuwingsslag is die van generieke functiebeschrijvingen. Bij deze beschrijvingsvorm worden functies ingedeeld in functiecategorieën zoals leidinggevende functies, ondersteunende functies, verzorgende functies enzovoort.

Deze functiecategorieën worden meestal één op één gebruikt voor het vaststellen van de competenties per functiegroep.

Bij deze aanpak staat niet de medewerker maar de organisatie (vanuit de functies) centraal. De organisatie bepaalt welke kwaliteiten nodig zijn en welke competenties daaraan gekoppeld worden. Voordelen van deze invoeringsvariant zijn dat het traject snel en eenduidig kan worden doorlopen en dat het leidt tot een consistente set competenties. Vooral grote organisaties kunnen de voorkeur geven aan deze aanpak, omdat er veel minder kans is op een afstemmingprobleem tijdens de invoering. Het nadeel is dat er nauwelijks sprake is van participatie. Er moet extra aandacht worden besteed aan draagvlak en acceptatie, zodat dat men bereid is daadwerkelijk de houding naar cliënten te veranderen. Participatie en draagvlak kan worden gecreëerd door de competenties met de medewerkers te bespreken, soms aanpassingen aan te brengen en hen er eventueel in spelvorm mee bekend en vertrouwd te laten maken. Veelal worden de competenties in samenwerking met medewerkers verder uitgewerkt in concrete voorbeeldsituaties en gedragscriteria. Op deze manier gaan de competenties meer leven en krijgen de medewerkers er meer gevoel voor.

Bottom up

Bij een bottom-upinvoering worden competentieprofielen ontworpen door de medewerkers zelf en via een interactief systeem van afstemmen en aanpassen definitief gemaakt. Deze methode is zeer participatief en zorgvuldig maar kost veel tijd. Daarnaast bestaat het gevaar dat gedurende het proces verschillende interpretaties van de competenties ontstaan en dat de competenties niet meer eenduidig worden opgesteld. Wij vragen ons ook af of deze methode zijn doel niet voorbijstreeft. Participatie en samenwerking zijn belangrijke begrippen, maar van het management mag verwacht worden dat zij de kaders stelt en de discussies stuurt. Bovendien hebben medewerkers eigen ambities en agenda's, welke bij deze invoeringsvorm gemakkelijk tot 'ruis' in het proces kunnen leiden.

☐

Een van onze klanten wilde de competenties interactief met alle medewerkers opstellen. Daartoe werd vanuit een stuurgroep een lijst met competenties opgesteld, die vervolgens naar iedere medewerker werd verstuurd. Iedere medewerker kon aangeven welke competenties op deze lijst op de eigen functie van toepassing waren en in hoeverre de medewerker zelf vond dat hij deze competenties bezat. Deze gegevens werden verzameld en in groepen besproken. Het gevolg van deze aanpak was, dat het moeilijk bleek om de reeds ingeplante meningen rond de competenties die bij de functies hoorden te veranderen. Er ging veel discussie voorbij en zelfs toen was niet iedereen op dezelfde lijn. Zo waren er twee leidinggevenden die ieder een afwijkende mening hadden over de competenties die bij de leidinggevende rol hoorden. Later bleek niet zozeer dat de meningen fundamenteel van elkaar verschilden, maar dat beide leidinggevenden vasthielden aan het eigen gedachtegoed. Uiteindelijke vergde het een sterke interventie van onze kant om een consistente set competenties te verkrijgen waar iedereen zich in kon vinden.

Beperkte stuurgroep

Bij een beperkte stuurgroep worden de voordelen van de bovenstaande twee methoden gecombineerd door het formeren van een stuurgroep, die de invoering voorbereidt en de communicatie en verspreiding naar de afdelingen verzorgt. De stuurgroep bestaat idealiter uit leden van het management en personeelszaken. Daarnaast kunnen werkgroepen worden opgezet, bijvoorbeeld per organisatieonderdeel. Tevens heeft het onze voorkeur om ook één of twee vertegenwoordigers van de cliënten erbij te betrekken. Dit kan zowel op het niveau van de stuurgroep als van de werkgroepen gebeuren. Deze aanpak kost relatief minder tijd dan de bottom-upmethode en stuit doorgaans op minder weerstand dan bij de top-downbenadering. Er ontstaat kennisopbouw en ervaring bij een beperkte groep experts (leidinggevenden, P&O), die de centrale uitgangspunten en kaders eenduidig in de organisatie kunnen vertalen naar de specifieke aandachtspunten in de verschillende onderdelen.

☐

Een instelling voor mensen met een verstandelijke beperking wilde bij de invoering van vraagsturing en competenties nadrukkelijk de bewoners en hun vertegenwoordigers betrekken. Vanuit de directie werd de koers uitgezet richting cliëntgericht werken, door het vaststellen van cliëntgerichtheid als generieke competentie voor de organisatie. Daarna werd een vragenlijst opgesteld voor de bewoners en voor hun vertegenwoordigers. Met de bewoners werden door de vaste begeleiders gesprekken gevoerd over hun beleving van cliëntgerichtheid en hun wensen. Aan de vertegenwoordigers werd de vragenlijst opgestuurd met het verzoek deze te beantwoorden en eventueel in een gesprek toe te lichten. Dit noemde de organisatie de nul-meting. Naar aanleiding van de resultaten van de nul-meting heeft de organisatie invulling gegeven aan het begrip cliëntgerichtheid. Afgesproken is dat over een jaar de meting herhaald wordt, om te peilen in hoeverre de cliëntgerichtheid is verbeterd.

5.2 Vertalen van de organisatievisie naar generieke competenties

Via de generieke competenties wordt de organisatievisie vertaald naar competenties voor de gehele organisatie. Generieke competenties geven aan wat de organisatie wil bereiken, wat zij wil uitstralen en wat dat betekent voor de gemeenschappelijke set van gevraagde houding en kwaliteiten van de medewerkers. Meestal wordt deze stap op directieniveau geïnitieerd (top down). Zij zijn immers verantwoordelijk voor de zakelijke koers van de organisatie. Maar medewerkers en cliënten kunnen een waardevolle bijdrage leveren! Vooral als het gaat om het maken van de vertaalslag van competenties naar concreet voorbeeldgedrag in de praktijk. Of indien men de dialoog tussen medewerker en cliënt wil opstarten rond vraagsturing en de wijze waarop cliënten dit beleven.
Uiteindelijk gaat het hier om een omslag die zowel voor de organisatie als geheel, voor de individuele medewerker, maar vooral voor de cliënt tot veranderingen zal leiden!

Associatiekaarten

Het kan moeilijk zijn scherp te krijgen wat vraagsturing voor de visie van de organisatie betekent. Soms bestaan er meerdere beelden rond vraagsturing en de consequenties voor de organisatie. Dan kan het prettig zijn om niet vanuit voorgeformuleerde competenties te werken, maar eerst vrij te associëren over vraagsturing. Hierbij kan een set associatiekaarten behulpzaam zijn. Deze kaarten, meestal ter grootte van ansichtkaarten, hebben realistische en abstracte afbeeldingen. Aan de hand van beelden en associaties die door de kaarten worden opgeroepen, worden de verschillende gezichtspunten duidelijk en kunnen gezamenlijke beelden worden versterkt.

☐

Na de fusie tussen het verpleeghuis en het verzorgingshuis wilde het managementteam (MT) van de nieuwe organisatie zijn ideeën rond vraagsturing concretiseren met behulp van competenties. Maar het proces wilde niet vlotten. De discussie bewoog zich continu in een cirkel. Men gebruikte dezelfde woorden, maar de beelden daarachter waren een wereld van verschil. Steeds als overeenstemming bereikt leek, werd een nieuw facet aan de discussie toegevoegd die voorgaande conclusies weer openbrak. Met behulp van de associatiekaarten nodigden wij ieder MT-lid uit om aan de hand van een beeld/metafoor te vertellen wat vraagsturing voor de organisatie betekent en wat daarvoor nodig is. Deze beelden werden gegroepeerd naar gelijkenis, waarna deze werden verwoord in kernbegrippen. Hieruit kwamen de volgende termen:
– medemenselijk;
– mens centraal (cliënt, medewerkers);
– uitnodigend/vragende houding;
– empathie;
– gezamenlijkheid;
– ja, ... en -cultuur (i.p.v. ja, maar);
– nieuwsgierig;
– loslaten;
– interactief;
– inspirerend.

Vanuit deze kernbegrippen is vervolgens de discussie gevoerd naar het gedrag dat van de mensen in de organisatie wordt verwacht, om zo tot gedrag en daarmee tot competenties te komen. Bovenstaande kernbegrippen leidden tot de competenties 'klantgerichtheid' en 'ondernemerschap'. In feite werd iedereen even uit de terminologie getrokken en richtte de discussie zich op wat wezenlijk van belang was. Toen bleken de doelstellingen niet zo ver uiteen te liggen. Door steeds weer terug te grijpen op de associaties was de organisatie in staat om een rechte koers uit te zetten.

5.3 Opstellen van een set competenties

In deze stap wordt een set competenties opgesteld die de organisatie zal gebruiken bij het vormgeven van vraagsturing. Op basis van deze set competenties, competentieprofielen genoemd, zal het management de mede-

werkers motiveren, aansturen en coachen richting een andere werkwijze. Hoe de competenties worden opgesteld en in hoeverre de organisatie daarbij wordt betrokken, is afhankelijk van de wensen en voorkeuren van de organisatie. De spelregels zijn beperkt:
- zorg dat de definities duidelijk zijn zodat iedereen dezelfde taal spreekt;
- maak het aantal competenties niet te groot, maximaal zes tot acht per functie;
- zorg voor heldere communicatie naar de organisatie en naar cliënten;
- deel de resultaten of de successen met elkaar;
- beperk het traject in tijd (niet langer dan een jaar) en rond het duidelijk af.

Kritische competenties

Veel mensen vinden het enorm moeilijk om een keuze te maken uit de hoeveelheid competenties. De vraag is dan steeds: welke competentie leidt nu echt tot het succesvolle gedrag dat we zoeken? Een competentie is een bundel kennis, vaardigheden en karaktereigenschappen, die met de juiste attitude en in de juiste omgeving tot succes moet leiden. Dat lijkt eenvoudig, maar bij het bepalen van de benodigde competenties bij een bepaalde functie, in een bepaalde situatie of een bepaalde organisatie kun je snel verzanden in een woud van termen en definities. Men heeft dan de neiging om veel competenties tegelijkertijd belangrijk te vinden. Immers, wie zijn eigen functioneren bekijkt, zal waarschijnlijk alle competenties als relevant beschouwen.

☐

De leidinggevende van een recent gereorganiseerde afdeling van een sterk in ontwikkeling zijnde organisatie die fors moet saneren, zal voor zichzelf mogelijk de volgende competenties inventariseren. Hij zal vinden dat hij uiteraard krachtig moet kunnen leiding geven. Maar daarnaast is regisseren ook belangrijk. Tevens is het ontplooien en ontwikkelen van medewerkers van belang, evenals het uitzetten van de ontwikkelingskoers en het nemen van strategische beslissingen. Ook samenwerken met management en de medewerkers is belangrijk. Maar daartegenover staat weer dat sanering ook moet leiden tot het maken van soms moeilijke en impopulaire keuzes. Aangezien de afdeling onlangs is gereorganiseerd, zullen samenbindend vermogen, inspireren en enthousiasmeren ook belangrijke competenties zijn. En uiteraard zal de afdeling haar inhoudelijke doelstellingen moeten realiseren, dus resultaaten doelgerichtheid kan niet worden vergeten. En als de afdeling te maken heeft met in- of externe klanten, zijn ook daar weer een aantal competenties voor nodig. En ga zo maar door...

Het gevolg is dat:
- niet meer op competenties kan worden gestuurd (het zijn er te veel) en;
- het onderscheidend vermogen tussen personen en/of functies verdwijnt (iedereen moet alles kunnen).

De vraag moet daarom scherper gesteld worden: Welke competenties zijn onontbeerlijk om in bepaalde situaties en vanuit bepaalde eisen tot succesvol gedrag te kunnen leiden? Wanneer wij de vraag zo stellen, kan een betere selectie worden gemaakt. Deze selectie noemen wij de 'kritische competenties', dus: de competenties die onder bepaalde omstandigheden en met bepaalde eisen *essentieel* zijn voor een persoon of functie om de functie met succes te kunnen vervullen.

De tegenhanger van kritische competenties zijn basiscompetenties. Dit zijn de competenties die als basis aanwezig kunnen of moeten zijn, maar niet het onderscheidend karakter hebben. Let wel op, want als de situatie of de eisen veranderen, kan een basiscompetentie veranderen in een kritische competentie. Een voorbeeld daarvan is 'schriftelijke uitdrukkingsvaardigheid'. Van vrijwel iedere functionaris wordt deze competentie als basis verondersteld (men vraagt er niet eens specifiek naar). Maar in de functie van communicatieadviseur of dichter is deze competentie een essentiële voorwaarde voor succes. Een ander voorbeeld is nauwkeurigheid. Een competentie die de meeste mensen in zekere mate moeten bezitten, maar die voor een boekhouder essentieel is.

☐

Het dialogenspel

Een van onze klanten heeft een spel ontwikkeld waarbij medewerkers met elkaar in discussie gaan over de competenties. Het spel lijkt op een Ganzenbordspel, maar is helemaal georiënteerd op competenties. Door middel van kaarten met uitdagende stellingen en kaarten met vragen, worden medewerkers uitgedaagd om met elkaar na te denken over de wijze waarop de competenties in de organisatie vorm krijgen.

Competentielijst

De meestgebruikte methode om competenties op te stellen is aan de hand van een lijst met competenties (competentiewoordenlijst). Deze lijst bestaat meestal uit circa vijftig competenties die het menselijk gedrag min of meer omvatten. Iedere competentie is voorzien van een definitie. Het gebruik van een dergelijke lijst bespaart de organisatie veel tijd in het bedenken van alle mogelijke gedragingen. Wel benadrukken wij het voorbeeldkarakter van zo'n lijst. Het is een uitgangspunt, maar de organisatie dient zelf goed te bekijken of de definities op de eigen organisatie van toepassing zijn. Het gaat er uiteindelijk om dat iedereen dezelfde competentietaal spreekt. Hebben we hetzelfde beeld bij bepaalde termen? Of bestaan er in de organisatie termen die allergie of weerstand oproepen? De meeste organisaties kiezen ervoor een standaardlijst te gebruiken en deze aan te passen aan de eigen 'taal' (zie bijlage 1). Wanneer de lijst met competenties is aangevuld met nieuwe (eigen) competenties en eventueel de definities op de organisatie zijn afgestemd en iedereen dezelfde taal spreekt, kan de lijst worden gebruikt om de benodigde competenties voor de verschillende groepen in de organisatie te inventariseren.

☐

In een van onze workshops die wij over dit onderwerp hebben gegeven, ontstond verwarring en weerstand rond de term 'onderhandelen' uit onze definitie van vraagsturing. Volgens een van de deelnemers was deze term te commercieel en deed het afbreuk aan het met de cliënt gezamenlijk overleggen over de zorgvraag, omdat de cliënt geen gelijkwaardige partij was. De term 'onderhandelen' had voor deze persoon duidelijk een andere lading dan voor ons. Na enige discussie bleken de achterliggende gedachten en de praktische invulling van deze term echter niet ver uiteen te liggen. Een kwestie van definiëren en dezelfde taal spreken.

Gebruikmakend van de lijst met competenties, die is ingedeeld volgens de CORP-dimensies (conceptueel, operationeel, relationeel en persoonlijk), gaan wij bij het opstellen van de competenties als volgt te werk:

1 Spreek eerst een aantal randvoorwaarden af:
   a Zorg voor een eensluidende 'competentietaal' en gebruik dus dezelfde lijst met competenties. Pas de lijst eventueel aan de wensen van de organisatie aan.
   b Bepaal op welk niveau je de competenties wilt vaststellen (generiek, per functie of per functiecategorie).
   c Spreek af hoeveel competenties maximaal per functie worden opgesteld. Dit zijn er meestal zes tot acht. Deze set competenties is het competentieprofiel.
2 Analyseer de functies of de functiecategorieën binnen de organisatie en bespreek hoe deze zullen veranderen als gevolg van vraagsturing. Wat wordt het doel van de functie(categorie) en wat zullen de voornaamste taken en verantwoordelijkheden zijn, onder welke omstandigheden dient de functionaris te werken, wat worden de grootste uitdagingen, wat worden de grootste valkuilen? De discussie kan worden vormgegeven aan de hand van de functiebeschrijvingen (vooral bij een top-downbenadering), maar kan ook zeer goed worden gevoerd aan de hand van de eigen ervaringen of ideeën van medewerkers over de eigen functie.
3 Bekijk naar aanleiding van bovenstaande discussie de lijst met competenties.
4 Dan start het keuzeproces. Streep allereerst die competenties weg welke duidelijk niet van toepassing zijn op de functie (let wel op: we gaan dus uit van de situatie met vraagsturing). Bekijk vervolgens de overgebleven competenties. Streep ook daarvan de competenties weg die in tweede instantie niet of minder relevant zijn. Ook kan nu direct worden aangestipt welke competenties absoluut noodzakelijk worden geacht. Selecteer uiteindelijk via wegstrepen en aanstippen de competenties. Een competentieprofiel bevat ten minste één criterium (conceptueel, operationeel, relationeel en persoonlijk) per dimensie. Dit voorkomt dat het profiel te veel nadruk op één dimensie legt, waarbij de overige dimensies worden vergeten. Wel kan tot uitdrukking komen dat de ene dimensie in een bepaalde functie zwaarder weegt dan de andere, doordat het bij sommige dimensies beperkt blijft tot één criterium terwijl er bij andere dimensies twee of zelfs drie criteria zijn.

☐

Een variant op de competentielijst is een competentiewaaier of een competentiespel. Beide berusten op de gedachte dat in samenspraak de competentieprofielen opgesteld zullen worden. Bij het competentiespel worden competentiekaarten gebruikt. Er bestaan verschillende spelvarianten. In een daarvan worden zes competentiekaarten op tafel gelegd. Iedere speler kan er een wegnemen en beargumenteren waarom hij deze competentie niet geschikt vindt. Daarna kan iedere speler er weer een kaart bijvoegen, ook weer beargumenteerd. Wanneer een aantal rondes zijn doorlopen, zal duidelijk worden welke competenties bij een functie passen. Het competentiespel kan ook worden ingezet bij functioneringsgesprekken of coaching. In de praktijk wordt dit echter minder vaak gedaan.
De competentiewaaier werkt op eenzelfde wijze.

5.4 Inbedden in de organisatie

Hoe bereik je als organisatie dat de competenties in het dagelijkse werk worden gebruikt en hoe zorg je ervoor dat deze in de organisatie worden geborgd? Wij denken dat zoiets alleen kan worden bereikt door de competenties op te nemen in de systemen van de organisatie, zoals het kwaliteitssysteem, de managementstijl en de personeelsinstrumenten.

Kwaliteitssysteem

Niet iedere organisatie beschikt over een expliciet kwaliteitssysteem zoals HKZ (Harmonisatie Kwaliteitsbeoordeling in de Zorgsector), het ISO- of INK-systeem. Beschik je daar als organisatie wel over, dan is dat de plek om competenties en werkwijzen te borgen. Maar vrijwel iedere organisatie meet in meer of mindere mate de klanttevredenheid en de effectiviteit van de organisatie. Competenties zouden daar een vast onderdeel van kunnen zijn. Zoals eerder is gesproken over een nul-meting rond cliëntgerichtheid in een organisatie, kan een jaarlijkse peiling onder cliënten, cliëntenraden, vertegenwoordigers en/of medewerkers een methode zijn om de effecten van vraagsturing te meten.

Managementstijl

Inbedding van competenties in de managementinstrumenten wordt gerealiseerd door het invoeren van competentiemanagement. Eerder is al vermeld dat wij in dit boek niet expliciet ingaan op competentiemanagement als instrument. Wel vermelden wij dat het management voldoende geëquipeerd moeten zijn om te kunnen sturen, ontwikkelen, monitoren, beoordelen en belonen op basis van competenties. Voor het management betekent werken met competenties een andere visie op de dagelijkse aansturing. Een compleet nieuwe visie is het niet, maar het expliciet en meetbaar maken van gedrag wordt door veel managers toch gezien als een nieuwe dimensie van het leiding geven. Hulpmiddelen die het management daarbij kan gebruiken, zijn de personeelsinstrumenten.

Personeelsinstrumenten

Wij laten de personeelsinstrumenten zien aan de hand van de Human Resource Cycle (Fombrun e.a., 1984). Zie figuur 6.

Figuur 6

Personeelsinstrumenten Human Resource Cycle

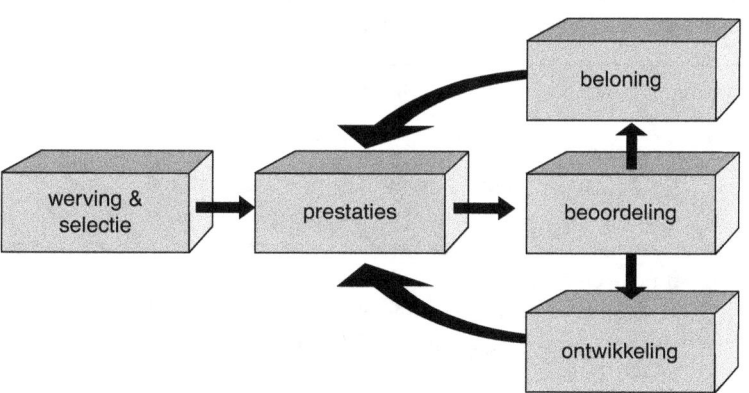

Werving en selectie
De werving en selectie van een nieuwe functionaris is bij uitstek een moment om te kijken naar de benodigde kwaliteiten en competenties. Competenties worden meestal in de advertentietekst opgenomen. Tijdens de sollicitatieronde worden de kandidaten uitgebreid op de benodigde competenties getoetst. Hiervoor zijn specifieke testen in de handel, maar ook de wijze van interviewen kan een belangrijke bijdrage leveren aan het achterhalen van de competenties van een kandidaat. Interviewmethoden zijn de STAR- en de 3-G-methode.

☐

De STAR- en de 3-G-methode zijn gebaseerd op het stellen van vragen waarbij de kandidaat in zijn antwoorden put uit daadwerkelijke ervaringen. Bekend is dat het vragen naar hypothetische situaties ('wat zou u doen indien...') leidt tot het verkrijgen van een hypothetisch antwoord ('ik zou...'). En hypothetische antwoorden zeggen minder over de competenties van een persoon dan daadwerkelijke ervaringen. De STAR-methode of de 3-G-methode zijn hierop gebaseerd. De STAR-methode gaat in op een Situatie, Taak van een persoon, Aanpak en vervolgens het Resultaat van die aanpak. De 3-G-methode vraagt naar een Gebeurtenis, het Gedrag van de betrokkene en het Gevolg van dit gedrag. Omdat deze interviewmethoden vragen naar concrete situaties uit het verleden van een persoon, leiden zij tot een betrouwbare analyse van de competenties van een persoon. Bovendien is het minder gemakkelijk om sociaal wenselijke antwoorden te geven.

Prestaties
Het borgen van competenties in de prestaties van medewerkers geschiedt door middel van zorgvuldig opgestelde functie- en competentieprofielen, waarin een evenwichtige keuze is gemaakt tussen de taken binnen een functie en de daarvoor benodigde competenties. De taken geven aan *wat* een persoon moet doen, de competenties geven aan *hoe* dit moet worden gedaan. De functie- en competentieprofielen moeten wel in overeenstemming zijn met de in de vacaturetekst opgenomen taken en competenties! Hoewel dit evident lijkt, wordt dit nogal eens over het hoofd gezien. Soms wordt een extern bureau gevraagd om de advertentieteksten op te stellen. Als dit bureau met andere competenties werkt dan de organisatie, kan het voorkomen dat de kandidaat in de sollicitatieronde op andere competenties wordt

getoetst en geselecteerd dan de competenties waar hij later in de functie-uitoefening op wordt beoordeeld. Het is dan ook belangrijk om de eigen competenties te gebruiken en het bureau goed te instrueren over de betekenis van de competenties voor de eigen organisatie.

De belangrijkste borging van competenties in de organisatie ligt echter in de dagelijkse aansturing vanuit het management. Leidinggevenden zijn het voorbeeld voor de medewerkers. Als cliëntgerichtheid in de organisatie als kerncompetentie wordt gezien, zal het management hierin vooral het voortouw moeten nemen: 'walk your talk'. Leidinggevenden hebben ook de taak om de organisatie zo in te richten dat de condities worden geschapen om de juiste competenties op een goede manier te kunnen ontwikkelen. Daarmee bedoelen we niet alleen de structurele en procesmatige kant van de organisatie, maar ook de werkinhoudelijke kant. Leidinggevenden moeten medewerkers helpen bij het op de juiste wijze uitvoeren van de functie en het eventueel ontwikkelen van de benodigde competenties. De coaching van de leidinggevende is daarbij essentieel.

Ontwikkelen
Hierboven is het ontwikkelen van medewerkers al aangestipt. Borging van competenties in de persoonlijke ontwikkelingsplannen (POP's) levert een belangrijke bijdrage aan de gewenste veranderingen in de organisatie. In hoofdstuk 6 gaan wij uitgebreid in op de wijze waarop competenties ontwikkeld kunnen worden, de rol van de medewerkers en het management daarin en de wijze waarop POP's hierin een bijdrage kunnen leveren.

Beoordelen en belonen
Competenties zullen uiteindelijk ook in het functionerings- en beoordelingssysteem moeten worden geborgd. Meestal betekent dit dat de competenties een vast onderdeel worden gemaakt van het functioneringsgesprek en dat de mate waarin medewerkers over competenties beschikken, wordt beoordeeld met behulp van een rapportcijfer of schaalindeling. Bij een schaalindeling wordt meestal gewerkt met een indeling in drie of vijf schalen. Per schaal wordt beschreven welk gedrag hierbij hoort.

☐

Wanneer we de competentie 'besluitvaardigheid' uitwerken in vijf schalen, krijgen we het volgende beeld. De schalen 1, 3 en 5 zijn beschreven, de schalen 2 en 4 liggen daartussen. Tevens is een aantal toetsvragen opgenomen.

Besluitvaardigheid
Is in staat een te volgen strategie voor zichzelf (en anderen) te selecteren, ondanks onvolledigheid in kennis van alternatieven en van hun risico's.

Schaal 5
Treedt doortastend en indien nodig daadkrachtig of slagvaardig op. Hakt knopen door als dat vereist is. Spreekt openlijk en duidelijk zijn oordeel uit. Blijft standvastig, tenzij iemand met betere voorstellen komt. Legt zich vast aan een bepaald(e) beslissing(stype) (is standvastig), zonder rigide te zijn. Neemt zelf het initiatief om een beslissing te nemen. Gaat bij het nemen van beslissingen niet te bedachtzaam noch te impulsief te werk. Komt tot heldere afspraken. Durft zo nodig een aantal verantwoorde risico's te nemen. Neemt verantwoordelijkheid voor de eigen voorstellen.

Schaal 4

Schaal 3
Treedt soms doortastend of slagvaardig op. Twijfelt af en toe bij het nemen van een besluit. Blijft in sommige gevallen om meer informatie vragen alvorens zich te willen vastleggen. Is enigszins terughoudend bij het nemen van risico's of neemt een aantal niet goed doordachte risico's. Neemt niet duidelijk de verantwoordelijkheid voor de eigen voorstellen.

Schaal 2

Schaal 1
Aarzelt voortdurend. Blijft her en der exploreren zonder tot een conclusie te komen. Is niet standvastig of ten onrechte standvastig als iemand met een beter voorstel komt. Wil herhaaldelijk meer informatie, en steun van anderen in het besluit, voordat een besluit genomen wordt. Is zeer voorzichtig en aarzelend om zich ergens over uit te spreken. Laat zaken onterecht op hun beloop. Neemt geen beslissingen of stelt ze eindeloos uit. Komt herhaaldelijk terug op genomen besluiten. Durft geen risico's te nemen of neemt onverantwoorde risico's.

Toetsvragen
Hoe komt betrokkene gewoonlijk tot beslissingen?
Welke was voor betrokkene de moeilijkste beslissing in de afgelopen maanden? Wat maakte het zo moeilijk?
Heeft betrokkene door te lang wachten een gelegenheid aan zich voorbij laten gaan?

Wanneer heeft betrokkene een beslissing uitgesteld om meer bedenktijd te hebben? Hoe vaak gebeurde dat?
Welk type beslissingen neemt betrokkene snel, voor welke heeft betrokkene meer tijd nodig?
Hoe stelt betrokkene werkprioriteiten tussen lopend werk en toekomstig werk?
Beslist betrokkene snel zonder gevolgen te overzien?
Moet betrokkene veel gegevens verzamelen alvorens tot een beslissing te komen?

Een overzichtelijke manier om competenties te beoordelen en te toetsen aan een vastgestelde norm is via een spinnenwebmodel (figuur 7). In dit model zijn bijvoorbeeld de competenties weergegeven op een schaal van 1-5, waarin de norm is aan te geven. Is de norm bijvoorbeeld 3, dan moet iedere medewerker de competenties minimaal op niveau 3 bezitten. Tevens kan worden aangegeven hoe een medewerker zichzelf inschat, hoe de leidinggevende de medewerker inschat en eventueel is ook de mening van bijvoorbeeld cliënten

Figuur 7

Spinnenwebmodel

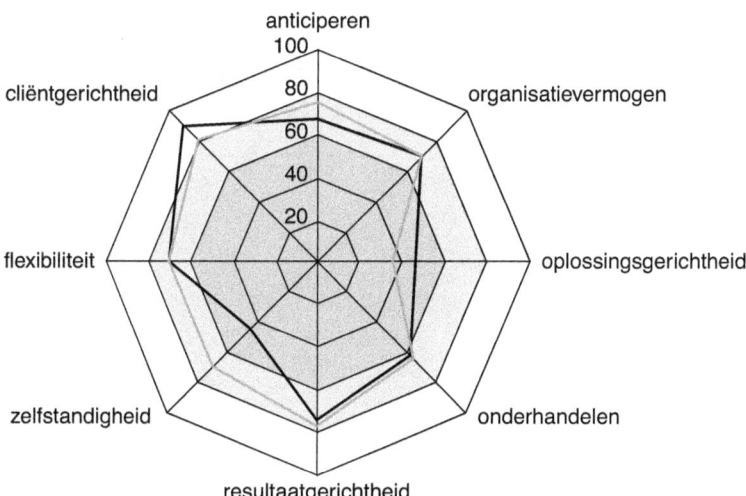

uit een cliëntenonderzoek weer te geven. Een ingevuld model geeft de leidinggevende en de medewerker een uitgangspositie om in een functioneringsgesprek met elkaar te praten over de verschillen in inzicht. In figuur 7 is bijvoorbeeld het donkerder vlak de norm, de gekleurde lijn de inschatting van de leidinggevende en de zwarte lijn de inschatting van de medewerker. Tijdens het functioneringsgesprek zal de leidinggevende met name willen ingaan op de competenties, waarbij verschillen tussen de beide lijnen zijn te zien.

De hierboven beschreven basisaanpak (van bepalen aanpak, opstellen competenties tot het inbedden in de organisatie) geeft globaal aan welke stappen gezet kunnen worden bij het bepalen van de competenties. Vanzelfsprekend leidt dit niet automatisch tot succesvol vraaggestuurd gedrag. In het volgende hoofdstuk gaan we in op de volgende stap: het ontwikkelen van succesvol gedrag in de praktijk.

Het ontwikkelen van succesvol gedrag

Dat vraagsturing een verandering in het gedrag van medewerkers en leidinggevenden betekent, 'staat als een paal boven water'. In veel gevallen zal het inhouden dat zij zich met betrekking tot de nieuwe situatie moeten ontwikkelen. In dit hoofdstuk gaan we in op de consequenties van vraagsturing op het niveau van het individu. Wij zetten het Compas-model©, dat ontworpen is om ontwikkelbaarheid van gedrag te achterhalen, stap voor stap uiteen. Dit model gebruiken wij in dit boek om handvatten te geven aan het ontwikkelen van succesvol gedrag in het kader van vraagsturing. Verder bespreken wij een aantal praktijkvoorbeelden en maken we de koppeling met voorkeurleerstijlen. Tot slot laten wij enkele methoden voor gedragsontwikkeling de revue passeren en besteden we aandacht aan het monitoren van de ontwikkeling.

6.1 Ontwikkeling in dialoog

Allereerst zal vastgesteld moeten worden in hoeverre iemand (reeds) over het gewenste gedrag beschikt en welke ontwikkeling iemand nog kan maken. Is een medewerker in staat om vraaggestuurd te handelen? Heeft een leidinggevende de nieuwe coachende manier van aansturen al in huis? Welk gedrag kunnen zij zich nog eigen maken? Net zoals er bij vraagsturing de dialoog met de cliënt wordt aangegaan om te ontdekken wat diens wensen en behoeften zijn, kan er ook tussen leidinggevende en medewerker een dialoog plaatsvinden om te zien over welke gedrag men reeds beschikt en wat ontwikkeld kan worden. Vraagsturing betekent niet alleen het centraal stellen van de cliënt, maar houdt ook in dat er voor de medewerker een sleutelpositie is weggelegd. Hij moet op een andere manier met zijn dagelijkse werkzaamheden omgaan. Een leidinggevende dient zijn medewerkers op een andere wijze aan te sturen. De medewerker gaat zelfstandiger werken en de leidinggevende moet hem hierin faciliteren en coachen. Het is belangrijker dan voorheen om in samenspraak het functioneren van een medewerker te bespreken. Dit dient niet alleen tijdens functioneringsgesprekken te gebeuren, maar bij voorkeur ook tijdens allerlei 'gewone' contacten tussen leidinggevende en medewerker. Door het gewenste gedrag in termen van competenties en de bijbehorende concrete gedragscriteria te bespreken, kan samen worden bepaald over welke succesvolle gedragingen iemand al beschikt. Het voordeel is dat dit niet alleen tot begrip en inzicht zal leiden bij de 'beoordeelde', maar ook eerder tot acceptatie wanneer ontwikkeling nodig is als iemand niet volgens de principes van vraagsturing functioneert. Ook het daaruit volgende ontwikkeltraject zal meer gaan 'leven' als dit in gezamenlijk overleg wordt vastgesteld.

Want wat als een medewerker of leidinggevende het gewenste gedrag (nog) niet laat zien? Is deze persoon dan niet geschikt om volgens de principes van vraagsturing te werken? Of bestaat de mogelijkheid, dat deze persoon zich ontwikkelt en zich de vaardigheden alsnog eigen maakt? Om deze vraag te kunnen beantwoorden hebben wij een model ontworpen: het Compasmodel©. Dit model, een handig instrument bij het vormgeven van ontwikkeltrajecten in de praktijk, is een weergave van onze gedachtegang over het ontwikkelen van mensen in organisaties. De term 'Compas' heeft enerzijds de intentie om de link met competenties duidelijk te maken (*Comp*as), maar geeft anderzijds ook aan dat het een model is dat richting geeft (vergelijkbaar met wat een kompas doet) zonder dat het een kant-en-klare ontwikkelroute uitstippelt.

Dit model is gebaseerd op enkele uitgangspunten uit de psychologie en de grondslag is dat er niet één enkel antwoord is te geven op de vraag of een competentie wel of niet te ontwikkelen is. Immers, elk individu is uniek en heeft zijn eigen kenmerken met de daaruit voortvloeiende kwaliteiten en valkuilen. Om recht te doen aan deze individualiteit is het van belang, dat deze persoonspecifieke kenmerken de leidraad vormen bij het ontwikkelen van gedrag.

6.2 Uitgangspunten bij het ontwikkelen van succesvol gedrag

Zoals in hoofdstuk 3 beschreven komt succesvol gedrag tot stand door drie componenten: de beheersing van de gewenste competenties, de juiste attitude en een adequate omgeving/organisatie.

Figuur 8

Succesvol gedrag

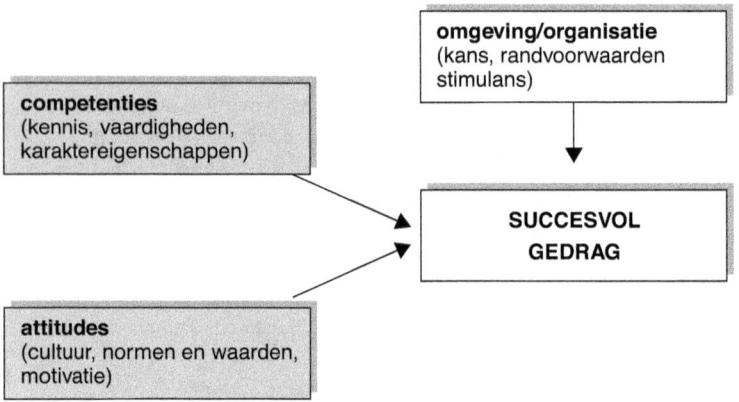

De eerste twee aspecten komen voort uit het individu zelf, het derde aspect is omgevingbepaald. In het Compas-model© richten wij ons op de eerste twee aspecten, competenties en attitudes. In figuur 8 zijn deze gearceerd aangegeven. Dit laat echter onverlet dat er wel degelijk een omgeving en/of organisatie moet bestaan die ontwikkeling tot het gewenste gedrag stimuleert. De leidinggevende en de organisatie spelen hierbij een prominente rol. Zij dienen een medewerker met betrekking tot het ontwikkelingstraject te faciliteren in tijd, ruimte en middelen. Ook zullen de leidinggevende en de medewerker in overleg moeten bepalen of het voor de medewerker het juiste moment is om zich te ontwikkelen. Zo kunnen verzwarende privé-omstandigheden (tijdelijk) een contra-indicatie zijn om een ontwikkeltraject in gang te zetten.

Ontwikkelbaarheid

Wanneer er gesproken wordt over het ontwikkelen van medewerkers, rijst bijna automatisch de vraag welke elementen wel te ontwikkelen zijn en welke niet. In de psychologie gaat men ervan uit dat kennis en gedragsvaardigheden in principe toe te eigenen zijn. Intelligentie en persoonlijkheid (de voor de persoon kenmerkende patronen van denken, voelen en handelen) worden daarentegen als aangeboren beschouwd: het zijn in feite de bouwstenen die men bij de geboorte meekrijgt en zijn relatief moeilijker te veranderen. Recent wordt er met betrekking tot de persoonlijkheid niettemin een onderscheid gemaakt tussen onveranderlijkheid en onveranderbaarheid (Verheul, 2005). Met onveranderlijkheid wordt bedoeld dat er spontaan niet veel verandering optreedt, terwijl men van onveranderbaarheid spreekt wanneer ook na intensieve pogingen geen verandering in de persoonlijkheid plaatsvindt. Deze nuancering komt voort uit het debat dat psychologen voeren over de 'plasticiteit' van de persoonlijkheid. Velen hangen de zogenoemde 'betontheorie' aan. Deze theorie gaat ervan uit dat persoonlijkheid gekenmerkt wordt door continuïteit en dat deze gedurende het leven stabiel is. Met name ontwikkelingspsychologen zetten echter vraagtekens bij deze theorie en veronderstellen dat de persoonlijkheid zich over langere tijd blijft ontwikkelen en dat omgevingsfactoren een belangrijke rol spelen.

Met betrekking tot de ontwikkelbaarheid van succesvol gedrag in de context van het werk hanteren wij een pragmatisch standpunt. Dit houdt in dat op een realistische manier gekeken moet worden naar de verhouding tussen de kosten (in termen van tijd en middelen) van de gewenste ontwikkeling en de baten ervan. Niet omdat een organisatie niet zou moeten investeren in zijn medewerkers, maar omdat men reëel moet zijn in wat van een organisatie en medewerker gevraagd kan worden. Daarnaast geldt natuurlijk de motivatie van de medewerker. Als deze niet gemotiveerd is, heeft het ons inziens geen zin om een traject uit te zetten.

Om de ontwikkelbaarheid van gewenst gedrag te kunnen bepalen, is het van belang om de 'achterliggende oorzaak' van het (nog) niet beheersen van het gedrag vast te stellen. Mogelijk spelen attitudes ook een rol en kunnen zij een beheersing dan wel ontwikkeling van gedrag in de weg staan. Om tot een passend ontwikkeltraject te komen, is het dus zaak te achterhalen of een medewerker op 'competentieniveau' (en zo ja, waar dan: kennis, gedrag of karaktereigenschap) of op 'attitudeniveau' een verbeterslag kan maken. Vergeet echter niet op voorhand stil te staan bij de randvoorwaarde: de omgeving en/of de organisatie. Wil een ontwikkeltraject kans van slagen hebben, dan dienen er zowel privé als in de organisatie geen grote belemmeringen te bestaan.

Competentieniveau

Wanneer de verstandelijke vermogens of een bepaalde karaktertrek het beheersen van een competentie, en dus van het laten zien van succesvol gedrag, in de weg staan, achten wij de mate van ontwikkelbaarheid beperkt. Dit zijn namelijk de elementen die iemand bij de geboorte meekrijgt en eigenlijk bij de persoon horen. Kijken we bijvoorbeeld naar cliëntgericht handelen, dan biedt het wel of niet aanwezig zijn van inlevingsvermogen (het vermogen om je in andermans positie te verplaatsen) inzicht in de ontwikkelmogelijkheden. Inlevingsvermogen is namelijk een duidelijk voorbeeld van een uitgesproken karaktereigenschap en is derhalve moeilijk te ontwikkelen. Zonder inlevingsvermogen is het lastig om de wensen en behoeften van de cliënt te achterhalen. Wanneer deze eigenschap ontbreekt, zal het lastig worden zijn om cliëntgericht handelen te ontwikkelen.

Meer mogelijkheden tot ontwikkelen zijn er wanneer een persoon wel over inlevingsvermogen beschikt en ook gemotiveerd is om het bijbehorende gedrag te laten zien, maar niet over de passende gedragsvaardigheden beschikt (bijvoorbeeld 'Hoe kom ik er achter wat de klant wil?'). Dat iemand wel degelijk over inlevingsvermogen beschikt, zou bijvoorbeeld kunnen blijken uit het feit dat hij zich wel empathisch opstelt naar collega's toe. De persoon wil wel, heeft ook de juiste 'fundamenten' in huis, maar weet alleen het 'hoe' nog niet. Ontwikkeltrajecten die hier goed bij aansluiten zijn trainingen, praktijkervaring en begeleiding/coaching op de werkvloer.

Attitudeniveau

Het ontwikkelen van competenties waarbij er op attitudeniveau 'ingestoken' dient te worden, gaat verder dan het aanleren van gedragsvaardigheden. In feite gaat het erom dat iemand zijn 'mindset', gedachtegang en/of denkbeelden verandert. Dit vergt een behoorlijke inspanning van de persoon zelf, maar stelt ook eisen aan de methode van ontwikkeling. Individuele, externe coaching is een goede manier om cliëntgedrag op attitudeniveau te ontwikkelen. Een dergelijke aanpak gaat namelijk 'dieper' dan het gedragsniveau; er is meer tijd en ruimte om stil te staan bij belemmerende gedachtegangen en denkbeelden.

Voelt iemand zich onderdanig of afhankelijk wanneer hij tegemoet probeert te komen aan de wensen van de klant? Of heeft iemand moeite om met de veranderingen binnen de organisatie om te gaan en zou hij het liefst alles bij het oude houden (motivatie)? Door op dergelijke aspecten 'in te zoomen' kan de 'blokkade' om cliëntgericht te handelen worden weggenomen. Het belang hiervan is reeds in hoofdstuk 3 aangetoond.

Samengevat kan je dus het volgende zeggen over de ontwikkelbaarheid van succesvol gedrag:
– Het ontwikkelen of veranderen van intelligentie en persoonlijkheid is moeilijk, zo niet onmogelijk, en vaak – gezien de nodige investering – niet wenselijk.
– Het veranderen van attitudes (zelfbeeld, waarden en normen, cultuur, motivatie) kost meer tijd dan het veranderen van gedrag, maar is vaak wel mogelijk.
– Het ontwikkelen van gewenst gedrag is het gemakkelijkst wanneer het alleen gaat om het veranderen of het aanleren van gedrag(svaardigheden) en kennis.
– Toets op voorhand of er een geschikte 'ontwikkelomgeving' is.

Er zijn verschillende manieren om te ontdekken op welk niveau in de ontwikkeling ingestoken kan worden. Zo biedt het laten uitvoeren van een psychologisch onderzoek (assessment) de nodige inzichten in iemands vaardigheden en drijfveren. Alleen al vanuit financieel oogpunt zal het echter niet mogelijk zijn om voor iedere medewerker een assessment aan te vragen. Werkobservaties en competentiegerichte voortgangs-/functioneringsgesprekken kunnen ook relevante informatie opleveren, al vraagt dit wel enige vaardigheid van de leidinggevende zelf. Net zoals er bij het bespreken van het functioneren van een medewerker ons inziens sprake zou moeten zijn van een dialoog, kan ook in samenspraak gekeken worden naar de achterliggende oorzaken. Voorwaarde hierbij is wel dat de medewerker in staat is om het eigen gedrag 'onder de loep' te nemen en dus zelfreflectie kan toepassen.

☐

Een van de manieren die een leidinggevende kan gebruiken om de relevante informatie over een medewerker uit werkobservaties of een gesprek te verkrijgen is de WAKKER-methode. In deze methode wordt een zestal stappen onderscheiden:
- Waarnemen: vragen stellen of observaties doen die zicht geven op de mate van beheersing van het succesvolle gedrag bij een medewerker.
- Aantekeningen: aantekeningen maken van de antwoorden die de medewerker geeft en/of van het actuele gedrag dat waargenomen wordt.
- Kwantificeren: de verzamelde informatie wordt bekeken en beoordeeld op hoe vaak informatie wordt gevonden die wijst in de richting van het wel of niet beheersen van het succesvolle gedrag.
- Kwalificeren: de informatie wordt beoordeeld op de mate waarin deze overtuigend is voor het wel of niet beheersen van het succesvolle gedrag.
- Evalueren: de eigen bevindingen worden, indien mogelijk, vergeleken met die van andere gesprekspartners.
- Rapporteren: de bevindingen worden besproken met de medewerker.

6.3 Het Compas-model©

Wanneer we het voorafgaande in een model weergeven en daarbij de eerder genoemde CORP-indeling hanteren, ziet het er uit als in figuur 9.
Op de horizontale as staat intelligentie uiterst links en staat persoonlijkheid uiterst rechts. Naarmate je meer naar links gaat op deze as betekent dit, dat een competentie sterker een beroep doet op de (aangeboren) verstandelijke vermogens van een persoon. Ga je meer naar rechts, dan houdt dit dus in dat de competentie nadrukkelijker samenhangt met de (aangeboren) persoonlijkheid. Op de verticale as staan de elementen die het succesvolle gedrag in de weg kunnen staan: aangeboren eigenschap, attitude en gedragsvaardigheden. In het model wordt verder de CORP-indeling gehanteerd, met aan de linkerkant de conceptuele competenties, uiterst rechts de persoonlijke competenties en daartussen de operationele en relationele competenties. De curve, die door het model loopt, maakt duidelijk dat er bij de conceptuele en

Figuur 9

Het Compas-model©

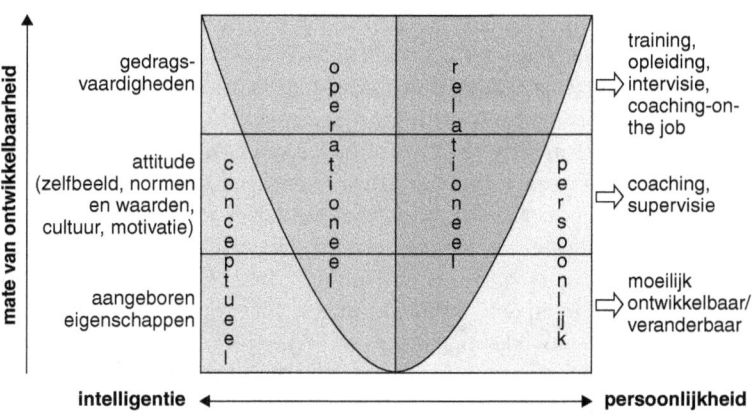

persoonlijke competenties relatief vaker sprake zal zijn een blokkade als gevolg van aangeboren eigenschappen. Bij operationele en relationele competenties zit dit veelal het geval zijn op het niveau van gedragsvaardigheden. Zo zal het nog niet beheersen van operationele en relationele competenties vaker dan bij de conceptuele en persoonlijke competenties tot een gebrek aan vaardigheden te herleiden zijn. De laatste dimensie van het model is de passende wijze van ontwikkeling, welke aan de rechterkant van het model geplaatst is.

Uit het Compas-model© valt dus af te lezen dat conceptuele en persoonlijke competenties relatief minder gemakkelijk te ontwikkelen zijn dan operationele en relationele competenties. Dat is ook logisch wanneer je bedenkt dat conceptuele competenties sterk samenhangen met de verstandelijke vermogens. De persoonlijke competenties vloeien veelal direct voort uit iemands karakter. Operationele en relationele competenties bestaan juist voor een behoorlijk groot gedeelte uit vaardigheden en zijn derhalve gemakkelijker te ontwikkelen. Vaak zal een training, opleiding of begeleiding op de werkvloer toereikend zijn. Wanneer het aangrijpingspunt echter op het attitudeniveau ligt, komt intensievere coaching of supervisie aan bod. Zo biedt het niveau waarop de ontwikkeling dient te worden ingestoken tevens aanwijzingen voor de wijze van ontwikkeling. Maar let op ... eenieder is uniek en elke competentie moet bij elk individu als op zichzelf staand worden bekeken.

Het Compas-model© geeft niet automatisch het antwoord op de vraag welke competenties wel en niet te ontwikkelen zijn. Het is ook zeker geen instrument waar je een vraag instopt en waar even later een pasklare oplossing uitrolt. Het is daarentegen goed bruikbaar als een methode die kan helpen om gedachten te ordenen, om observaties een plek te geven en die als een leidraad kan fungeren bij het bepalen van de mate en wijze van ontwikkelbaarheid van competenties. Door de te ontwikkelen competentie een plaats te geven in het model, word je je enerzijds bewust van het belang om de 'oorzakelijke kant' op tafel te krijgen, anderzijds biedt het concrete aanknopingspunten voor het ontwikkeltraject. In onze praktijk zetten wij het model geregeld in bij ontwikkelassessments, waar nadrukkelijk gekeken wordt naar het ontwikkelingspotentieel van een persoon. Niet alleen gebruiken wij het model om voor onszelf de verschillende bevindingen van het onderzoek te ordenen en te analyseren, het wordt ook in het gesprek met de betrokken persoon zelf gebruikt. De ervaring leert dat het visualiseren van het hoe en waarom inzake competentieontwikkeling gemakkelijker tot begrip en acceptatie leidt. Zo is het model niet alleen een instrument voor de beoordelaar, maar biedt het voor de medewerker zelf ook de nodige inzichten en handvatten.

6.4 Gebruik van het Compas-model©

We willen de uitleg van het Compas-model© graag illustreren aan de hand van twee praktijkvoorbeelden. Het eerste voorbeeld betreft de situatie van een medewerker, de tweede casus is een voorbeeld van een leidinggevende. Stap voor stap nemen wij door hoe met behulp van het Compas-model© een passend ontwikkeltraject tot stand kan komen. Bij elke casus beginnen we met een beschrijving van de situatie, benoemen we vervolgens de relevante vragen en informatie om het 'aangrijppunt' van de ontwikkeling te achterhalen, maken we de stap naar het Compas-model© en beschrijven we het resultaat. Verderop in dit hoofdstuk wordt nog enkele keren aan onderstaande voorbeelden gerefereerd.

Casus 1 Pieter en Herman

Situatie

Pieter (45 jaar) is al tien jaar werkzaam als verzorger bij een verpleeghuis voor ouderen. Dit verpleeghuis heeft vorig jaar de overstap naar vraaggestuurd werken gemaakt. Kon hij voorheen met vaste schema's werken, waardoor hij precies wist welke handeling hij wanneer en bij welke cliënt moest uitvoeren, nu wordt er een grotere zelfstandigheid en zelfredzaamheid van hem verwacht. In de praktijk betekent dit, dat wanneer een cliënt aangeeft op een andere tijd gewekt te willen worden, Pieter hierop moet inspringen en zelf moet onderzoeken wat de mogelijkheden zijn om aan de wens van de cliënt tegemoet te komen. De nadruk ligt dus veel minder op het snel en efficiënt verzorgen van de bewoners en meer op cliëntgericht handelen.

De leidinggevende van Pieter, Herman, merkt dat Pieter hier moeite mee heeft. Hem valt op dat Pieter geneigd is om aan de oude werkwijzen vast te houden. Cliënten zijn ontevreden omdat er niet aan hun wensen wordt voldaan. Het management is ook ontevreden omdat hij zich niet conformeert aan de nieuwe werkwijzen. Het afgelopen jaar is dit punt al enkele malen bij tussentijdse gesprekken aan de orde gekomen. Op aansporingen van Herman dat hij moet proberen om de oude schema's meer los te laten, reageert Pieter defensief en geeft hij te kennen dat deze wat hem betreft nog prima toepasbaar zijn. Wanneer hij erop wordt gewezen dat cliënten klagen dat er niet van de 'regels' afgeweken kan worden, geeft hij aan dat hij het niet haalbaar vindt om aan iedere cliëntwens te voldoen omdat 'alles dan in het honderd loopt'. Na aandringen van Herman heeft Pieter een aantal keren met een collega meegelopen om hem te laten zien hoe anderen hun werk aanpakken, maar dit heeft geen verbetering opgeleverd.

Herman weet dat Pieter in het verleden altijd goede beoordelingen heeft gehad. Hierin valt te lezen dat hij zowel naar collega's als naar cliënten behulpzaam is en dat hij zijn werkzaamheden naar behoren uitvoert. Ook pakte hij veranderingen in de werkwijze tot voor kort goed op en droeg hij zelf verbetervoorstellen in het teamoverleg aan als hij daartoe aanleiding zag. In het komende jaarlijkse functioneringsgesprek wil Herman met Pieter tot een ontwikkeltraject komen om de competentie zelfstandigheid te verbeteren. Hij wil samen met Pieter achterhalen waar het knelpunt zit om vervolgens voorstellen te doen die Pieter kunnen helpen om zelfstandiger en meer cliëntgericht te gaan werken.

Uitgaande van het Compas-model© is het van belang om te achterhalen of in het ontwikkeltraject op gedrags-, attitude- of (karakter)eigenschapniveau moet worden ingestoken. Anders gezegd: weet Pieter niet hoe te reageren op wensen van de cliënt (gedragsvaardigheid), ziet hij de nieuwe werkwijze niet zitten (attitude) of heeft hij als persoon behoefte aan duidelijke kaders (karaktereigenschap)?

Relevante informatie
Vragen die Herman zich kan stellen om de competentie een plek in het model te geven zijn:
– Was Pieter voorheen wel zelfstandig in het werk? Dus heeft hij het gewenste gedrag in eerdere situaties wel laten zien?
– Laat Pieter op andere momenten (bijvoorbeeld in het teamoverleg) wel zelfstandig gedrag zien? Dus kan hij op dit moment in andere situaties zelfstandig werken?
– Waarom zoekt Pieter tegenwoordig snel andere collega's op om te overleggen?
– Hoe kijkt Pieter tegen de omslag naar vraaggestuurd werken aan?

Aanwijzingen die Herman al heeft zijn:
– Het meelopen met collega's heeft niet het gewenste effect opgeleverd, wat erop wijst dat het niet puur om het aanleren van gedragsvaardigheden gaat.
– In het verleden pakte Pieter veranderingen goed op, hetgeen impliceert dat hij zich wel nieuwe kennis of werkwijzen (verstandelijk) kan toe-eigenen.
– Pieter overlegt veel met collega's. Herman maakt hieruit op dat Pieter wel cliëntgericht wíl werken, maar niet zelf durft te beslissen. Het lijkt dus meer om de competentie zelfstandigheid te gaan, dan om de competentie cliëntgerichtheid.
– Dat hij niet per definitie tegen veranderingen is, blijkt uit het feit dat hij in het verleden geregeld verbetervoorstellen deed.
– Pieter is van mening dat 'alles in het honderd loopt' wanneer er meer vanuit de cliënt wordt gedacht en gehandeld. Herman vraagt zich af of dit met onzekerheid van Pieter te maken heeft.
– Pieter reageert defensief wanneer hij op zijn beperkte zelfstandigheid wordt aangesproken. Dit kan betekenen dat hij weerstand heeft tegen de huidige veranderingen. Het kan ook betekenen dat hij moeite heeft om met kritiek om te gaan; dit kan getoetst worden aan de hand van eerdere reacties van Pieter op feedback. Het blijkt dat Pieter in het verleden op constructieve wijze met feedback omging.

In het gesprek met Pieter probeert Herman antwoord te krijgen op bovenstaande vragen. Hij spreekt zijn vertrouwen in Pieter uit, maar geeft tegelijkertijd ook aan dat hij wil kijken hoe Pieter zelfstandiger kan werken. Ook legt hij het belang hiervan uit. Op deze wijze probeert hij duidelijk te maken hem te willen ondersteunen en dus een vertrouwenwekkende gesprekssfeer te creëren, maar benadrukt hij tevens dat Pieter wel de competentie zelfstandigheid dient te ontwikkelen.

Al pratende blijkt dat Pieter zich niet vertrouwd voelt met de nieuwe manier van werken. Zo is hij het enerzijds niet eens met de wijze waarop is besloten tot vraaggestuurd werken en de manier waarop het in de organisatie is ingevoerd, anderzijds mist hij de richtlijnen die hij vroeger in de vaste dienstschema's had. Hij zegt niet goed te weten wat hij nu wel en niet mag doen.

Compas-model©

Welke hypothese(n) kan Herman nu met betrekking tot de verschillende ontwikkelniveaus van het Compas-model© formuleren? Het feit dat Pieter niet positief tegenover het vraaggestuurd werken staat, wijst in de richting van een 'blokkade' op attitudeniveau: hij is niet gemotiveerd om het gewenste gedrag te laten zien omdat hij weerstand ervaart tegen de wijze van besluitvorming en invoering. Het feit dat het meelopen met collega's geen effect heeft gesorteerd is hiermee in lijn, temeer daar hij niet gemotiveerd was om zijn gedrag aan te passen aan de nieuwe situatie. Voorts geeft Pieter aan houvast in het werk te missen. Mede omdat andere collega's dit niet zo ervaren, meent Herman dat het mogelijk onzekerheid is die hem parten speelt. In ieder geval blijkt dat Pieter behoefte heeft aan houvast en dat deze behoefte naar alle waarschijnlijkheid een persoonlijkheidseigenschap van hem is. Zijn zelfstandigheid dient niettemin ontwikkeld te worden.

Wanneer Herman de competentie zelfstandigheid – wat een persoonlijke competentie is – in het model wil plaatsen, zal hij deze dus in de onderste regionen kunnen plaatsen ter hoogte van aangeboren eigenschappen en attitude (fig. 10).

Deze kennis biedt Herman aanknopingspunten voor het ontwikkeltraject van Pieter. Enerzijds zal hij met de motivatie aan de slag moeten, bijvoorbeeld door Pieter in een aantal gesprekken duidelijk te maken waarom er voor vraagsturing gekozen is, wat de voordelen voor zowel de cliënt als de medewerker zijn en door Pieter uit te nodigen om zijn inbreng te leveren. Anderzijds moet hij ook vaststellen dat Pieter nu eenmaal een persoon is die duidelijkheid wil hebben. Deze karaktereigenschap is moeilijk te veranderen. Meer heil ziet Herman in het (vooraf of achteraf) bespreken met Pieter wat de mogelijkheden in veelvoorkomende situaties met cliënten zijn, zodat hij hem

Figuur 10

Het Compas-model© geformuleerd door Herman

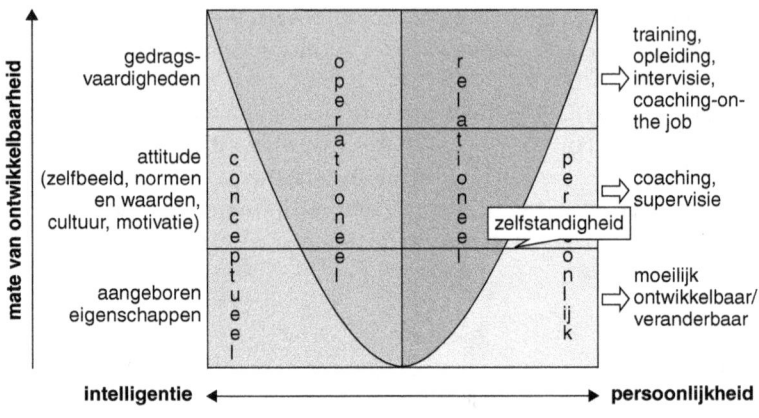

op deze manier toch wat houvast kan bieden. Een voorbeeld is het bespreken welke alternatieven er bestaan voor het 's ochtends wekken van cliënten.

Het is Herman in ieder geval wel duidelijk geworden dat de eerste ontwikkelmethode (het meelopen met collega's) te weinig aansloot bij de knelpunten van Pieter: de eerste is alleen gericht op het aanleren van gedragsvaardigheden, terwijl de blokkade bij Pieter in feite op persoonlijkheids- en attitudeniveau zit.

Resultaat
Na een aantal gesprekken met Herman over het 'hoe en waarom' van vraagsturing, voelt Pieter zich meer serieus genomen en meer gehoord. Hij heeft zelfs wat suggesties gedaan hoe hij en zijn collega's nog beter vraaggestuurd kunnen werken.

De zelfstandigheid van Pieter blijft niettemin een punt van aandacht. Wanneer hij weet welke concrete mogelijkheden hij heeft om af te wijken van de oude schema's, gaat het prima. Heeft hij echter geen alternatieven voor handen, dan blijft hij leunen op zijn collega's. Zolang deze er geen problemen mee hebben en Pieter op deze manier cliëntgericht kan handelen, besluit Herman met deze situatie tevreden te zijn. Pieter heeft in ieder geval weer veel meer plezier in zijn werk en de cliënten zijn blij met het feit dat er wat met hun wensen wordt gedaan!

Casus 2 Lisette en Arend

Situatie

Lisette (38 jaar) is sinds een jaar teamleider binnen de sector dagbesteding bij een instelling voor mensen met een verstandelijke beperking, nadat zij ruim vijf jaar bij dezelfde instelling als agogisch werker heeft gefunctioneerd. Daarvoor heeft zij agogisch werk bij andere instellingen gedaan. Zij heeft zich als het ware vanuit de praktijk 'opgewerkt' tot leidinggevende. Hoewel zij deze functie aardig invulling weet te geven, merkt zij dat zij het lastig vindt om haar medewerkers te enthousiasmeren om mee te gaan met veranderingen in de organisatie. Zij ziet dat haar medewerkers van goede wil zijn, dat men achter vraaggestuurd werken staat en dat er betrokkenheid is bij de instelling en haar bewoners. Lisette vindt het niettemin lastig om de medewerkers vraaggestuurd te laten werken. Hoewel zij duidelijk heeft uitgelegd wat vraagsturing voor hen betekent en zij veelvuldig in de praktijk heeft voorgedaan hoe je op de wensen van de cliënt kunt inspringen, valt het haar op dat medewerkers niet echt anders handelen dan voorheen. Lisette geeft aan vaak met medewerkers mee te lopen, aanwijzingen te geven hoe je een dagbesteding kunt laten aansluiten bij de behoeften van de bewoners en in het bijzijn van de medewerkers gesprekken met ouders te voeren. Al met al heeft dit er niet toe geleid dat de invulling van de dagbestedingsprogramma's is veranderd en wordt de ontwikkeling van cliënten nauwelijks gestimuleerd.

Arend, de leidinggevende van Lisette, heeft zich verbaasd over het feit dat zij hier moeite mee heeft. Hij heeft haar in de afgelopen jaren juist leren kennen als een energieke vrouw, die niet te beroerd is om zelf ook de handen uit de mouwen te steken en die over het algemeen een goede relatie heeft opgebouwd met haar medewerkers. Toen zij als agogisch werker functioneerde, liepen haar collega's en de bewoners bij wijze van spreken met haar weg.

Relevante informatie

Aan de hand van het Compas-model© probeert Arend te achterhalen waar het hem in zit. Het is hem echter niet duidelijk welke competentie Lisette nog niet beheerst. Zo zou het de competentie regisseren kunnen zijn, maar het zou ook om het enthousiasmeren kunnen gaan. Voor hij een gesprek met haar gaat voeren, zet hij de feiten op een rij:
– Het is voor Lisette de eerste maal dat zij een leidinggevende functie bekleedt.
– Zij is vanuit de praktijk 'omhooggeklommen'.

- Het belang van vraaggestuurd werken leek geaccepteerd door de medewerkers, maar heeft in de praktijk niet geleid tot een andere werkwijze.
- Als agogisch werker wist zij haar enthousiasme op collega's en bewoners goed over te brengen.

Tijdens het gesprek met Lisette merkt Arend dat zij veel bezig is met de dagelijkse werkzaamheden van het begeleiden van de cliënten. Zij doet dit door veel met haar medewerkers de inhoud van het werk te bespreken en hun aanwijzingen te geven, maar soms wil zij zelf ook nog wel eens in de dagelijkse praktijk bijspringen. Lisette geeft aan dit soms nodig te vinden omdat haar medewerkers volgens haar te sterk op de oude werkwijze opereren. Wanneer Arend benoemt dat zij nog veel met het operationele werk bezig is en weinig met haar coördinerende en faciliterende taken als leidinggevende, geeft zij te kennen dat zij haar medewerkers nog niet voldoende vraaggestuurd vindt functioneren om hen zelfstandig te laten werken.

Volgens Arend is het grootste knelpunt niet dat haar medewerkers niet vraaggestuurd zouden kunnen werken. Eerder zoekt hij het in de manier van leidinggeven van Lisette, die zich kenmerkt door het snel ingrijpen en door niet met haar medewerkers over de nieuwe werkwijze te reflecteren. Hij kan zich vervolgens de vraag stellen waarom zij het lastig vindt om het operationele los te laten. Is zij hiertoe verstandelijk niet in staat (intelligentie), bezit zij een sterke controlebehoefte (persoonlijkheid) of hoeft zij voor haar nieuwe rol alleen nog andere gedragsvaardigheden aan te leren? Een andere mogelijkheid is dat zij een ander beeld heeft van een leidinggevende positie (attitude). Omdat hij haar al langer meemaakt in het werk en zij voor haar aanstelling als teamleider een assessment heeft gedaan, weet hij dat zij haar nieuwe functie in verstandelijk opzicht aan moet kunnen. Ook heeft hij haar niet leren kennen als iemand die in sterke mate controle wil hebben. Wel komt in het gesprek ter sprake, dat zij erg moet wennen aan haar nieuwe rol en dat zij gemakkelijk teruggrijpt naar het bekende, dat wil zeggen de operationele taken. Bovendien blijkt dat zij van mening is dat je als leidinggevende 'er bovenop moet zitten', temeer daar zij haar medewerkers wil ondersteunen in de omslag naar vraaggestuurd werken.

Compas-model©
Door samen het ontwikkelpunt te bespreken, komen zij uit op de competentie regisseren (een relationele competentie), die Lisette nog kan verbeteren. Wanneer deze een plek gegeven moet worden in het Compas-model©, zou deze tussen attitude- en gedragsniveau geplaatst kunnen.
Omdat Lisette aangeeft behoefte te hebben aan praktische hand-

Figuur 11

Het Compas-model© geformuleerd door Arend

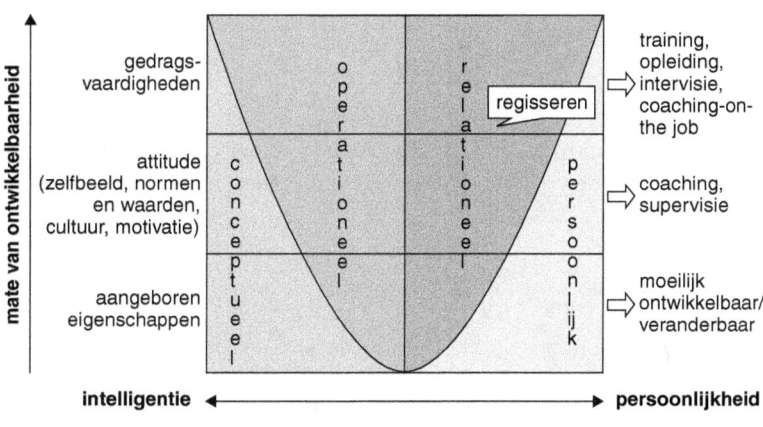

vatten, wordt voorgesteld om eerst een training leiding geven te volgen. Mocht dit uiteindelijk nog onvoldoende soelaas bieden, dan stelt Arend voor dat Lisette probeert om door middel van gesprekken met een externe coach meer afstand van het operationele te nemen. Hierbij kan meer gerichte aandacht worden besteed aan waar zij tegenaan loopt, dan in een praktische training. Een idee dat Lisette zelf naar voren brengt, is het opzetten van intervisie met andere teamleiders. Zij zegt dat het vraaggestuurd werken voor iedereen nieuw is en dat het uitwisselen van ervaringen voor eenieder nuttig kan zijn. Besloten wordt om een intervisiegroepje op te zetten.

Resultaat
Gaandeweg het ontwikkeltraject heeft Lisette vooruitgang geboekt. Zo is zij minder snel geneigd om het werk van haar medewerkers uit handen te nemen, maar laat zij hen eerst zelf 'proberen'. Zij merkt dat medewerkers er inderdaad vaak best zelf uit kunnen komen, mits zij hun hiervoor maar de ruimte geeft. Aan de intervisie en de gesprekken met een coach heeft Lisette veel gehad, in die zin dat zij erachter is gekomen dat het leiding geven misschien wel niet zo leuk is als dat het in eerste instantie leek. Het 'de handen uit de mouwen steken' mist zij nu enorm en zij denkt er zelfs over na om naar het operationele werk terug te keren. Samen met haar coach probeert zij hierover duidelijkheid te krijgen door de voors en tegens op een rijtje te zetten.

Bovenstaande praktijkvoorbeelden geven aan, dat het Compas-model© geen kant-en-klare antwoorden geeft, maar dat het een leidraad is bij het nadenken over en het maken van ontwikkeltrajecten. Ook is duidelijk geworden, dat een ontwikkeltraject niet altijd (of alleen maar) het beoogde resultaat bereikt. In het geval van Lisette blijkt dat zij de competentie 'regisseren' best onder de knie heeft gekregen, maar is gaan twijfelen of zij het wel leuk vindt om als leidinggevende op die manier te werken. Een ontwikkeltraject kan soms dus ook als uitkomst hebben dat iemand zich realiseert een verkeerde loopbaankeuze gemaakt te hebben. Sta hiervoor open en zie het als een positief neveneffect. Want wie is er nu gebaat bij een medewerker die niet op de juiste plaats zit?

6.5 Leerstijlen

Naast het gebruik van het Compas-model© om tot een passend ontwikkeltraject te komen, is het van belang aan te sluiten bij iemands leerstijl. Mensen verschillen namelijk in de manier waarop zij het gemakkelijkst leren. Zo zijn er mensen die beter vanuit de praktijk en al doende nieuwe kennis opdoen, in plaats van deze uit boeken te halen. Andersom kan het ook zijn dat mensen behoefte hebben aan theoretische achtergronden alvorens zij nieuwe kennis in de praktijk willen brengen. Door hier in ontwikkeltrajecten rekening mee te houden en aan te haken bij iemands voorkeursleerstijl, kan het proces van ontwikkeling niet alleen sneller of gemakkelijker verlopen maar zal de persoon zelf er waarschijnlijk ook meer plezier aan beleven.

De psycholoog Kolb (1984) heeft veel onderzoek gedaan naar leren. Hij stelt dat in het proces van leren verschillende fasen zijn te onderscheiden, zoals het verzamelen van informatie, het toetsen van nieuwe inzichten en het nadenken over de methoden die je hebt toegepast. Volgens hem valt het leerproces in vier fasen uiteen, die hij beschrijft aan de hand van de vaardigheden die bij deze fasen horen. Kort gezegd komt het erop neer: als iemand iets in de praktijk ziet of doet (*concrete ervaring*), is het belangrijk dat hij over deze ervaringen nadenkt (*reflectie*) en er inzicht door krijgt (*begripsvorming*). Vervolgens kan hij een idee vormen over hoe een vergelijkbare situatie in de toekomst aan te pakken (*experimenteren*). Als hij dat idee daadwerkelijk in de praktijk toepast doet hij weer nieuwe ervaringen op (*concrete ervaring*), waarna de cyclus zich weer kan herhalen.

Omdat Kolb stelt dat deze vier fasen logisch op elkaar volgen en dus afhankelijk van elkaar zijn, spreekt hij van een cyclisch model. Ook gaat hij

Figuur 12

Leerstijlen van Kolb

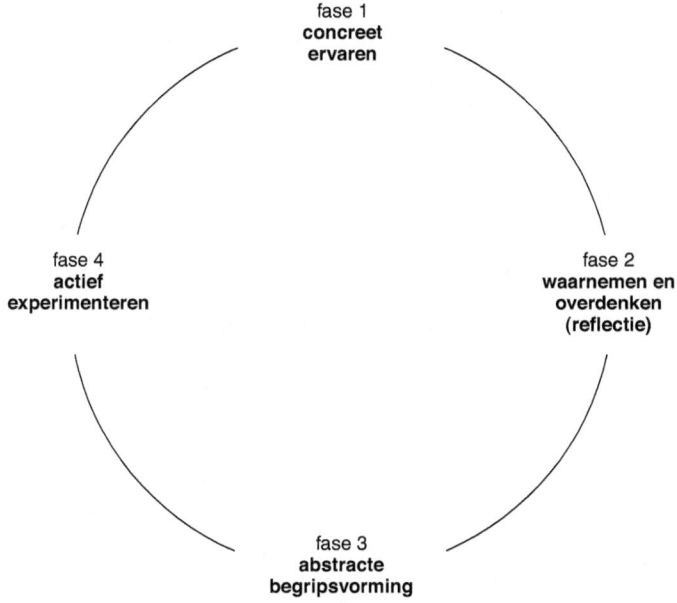

ervan uit dat deze fasen zich bij een leerproces voortdurend in dezelfde volgorde herhalen. Figuur 12 geeft zijn theorie schematisch weer.

Er zijn echter ook andere manieren om te leren zonder te beginnen bij de concrete ervaring. Voor het bedienen van een nieuw gekochte DVD-speler kun je op diverse manieren proberen uit te vinden hoe het werkt. Je kunt, zonder de handleiding erbij te nemen, allerlei knopjes indrukken (experimenteren) en vervolgens kijken wat er gebeurt (ervaring en waarschijnlijk ook reflectie). Een tweede mogelijkheid is om eerst de handleiding te lezen (begripsvorming) en vervolgens de opgedane kennis in de praktijk toe te passen (actief experimenteren). Een derde manier is om na te gaan wat je al weet over soortgelijke apparaten, zoals een videorecorder of een CD-speler, omdat deze qua bediening op een DVD-speler lijken (reflectie). Door je voor de geest te halen hoe die apparaten werken, kun je een idee krijgen over de bediening een DVD-speler (begripsvorming) dat je weer toetst in de praktijk (actief experimenteren). Hoewel dit aangeeft dat je op verschillende momenten in de cyclus het leren kunt starten, valt op dat de fasen qua volgorde niet veranderen en dat er geen fase wordt overgeslagen. Doe je dat wel, zegt Kolb, dan bestaat het risico dat het leerrendement daalt. Namelijk, ervaring wint aan waarde als je erover nadenkt (reflectie, begripsvorming) en inzichten worden pas echt bruikbaar wanneer je ze uitprobeert (experimenteren) en toetst (ervaring).

Kolb geeft aan dat mensen voorkeuren hebben voor bepaalde fasen uit de cyclus. Dat wil zeggen: een voorkeur om bij één bepaalde fase te beginnen en/of aan een bepaalde fase de meeste tijd te besteden. Zo komt Kolb tot vier voorkeursleerstijlen, die samenhangen met de vier fasen in het leerproces. Tabel 3 laat zien welke leerstijlen uit de vier fasen voortvloeien en wat dit in de praktijk betekent.

Door zicht te krijgen op iemands favoriete manier van leren, kan geprobeerd worden om de betreffende ontwikkelmethoden hierop te laten aansluiten. Ontwikkeltrajecten kunnen zodoende niet alleen sneller of gemakkelijker verlopen, de persoon zelf zal er waarschijnlijk ook meer plezier aan beleven.

Er bestaan verschillende vragenlijsten om leerstijlen gericht te meten; deze vragenlijsten worden vaak door psychologen bij ontwikkelassessments ingezet. Op internet zijn diverse vragenlijsten te vinden. In de praktijk van een leidinggevende voert het soms te ver om elke medewerker een vragenlijst te laten invullen. Dit betekent echter niet dat hij er geen rekening mee kan houden. Zo kan een leidinggevende een medewerker er direct naar vragen of geven werkobservaties de nodige aanknopingspunten. Ook kan iemands opleidingsverleden handvatten bieden. Zo zal iemand die al vrij jong is gaan werken en zich tijdens het werk met kortdurende cursussen heeft ontwikkeld, in veel gevallen de voorkeur geven aan praktijkgericht leren. Heeft een persoon juist een sterke theoretische achtergrond, dan is de kans groot dat hij daar in zijn verdere ontwikkeling ook behoefte aan heeft. Let wel, werkobservaties en opleidingsachtergrond hoeven niet per definitie aan te sluiten bij de voorkeursleerstijl.

Tabel 3

De vier fasen, hun leerstijlen en de praktijk

Fase in leerproces	Leerstijl	Kernwoorden	Leert het beste van
Concreet ervaren	Doener/ activist	Wat is er nieuw? Ik ben voor alles in!	Directe ervaring, dingen doen. Nieuwe ervaringen, het oplossen van problemen. In het diepe gegooid worden met een uitdagende klus.
Waarnemen en overdenken	Denker/ bezinner	Ik wil hier graag even over nadenken.	Activiteiten waar men de tijd krijgt (of achteraf gestimuleerd wordt) om na te denken over acties. De mogelijkheid om eerst te denken en dan pas te doen. Beslissingen nemen zonder limieten en tijdsduur.
Abstracte begripsvorming	Theoreticus	Hoe is dat met elkaar gerelateerd?	Gestructureerde situaties met duidelijke doelstellingen (boeken, congressen, colleges). Leggen van relaties met kennis die men al heeft. Intellectueel uitdagende situaties. Theoretische concepten, modellen en systemen.
Actief experimenteren	Beslisser/ pragmaticus	Hoe kan ik dit in de praktijk toepassen?	Activiteiten waarbij: - een duidelijk verband is tussen leren en werken; - men zich kan richten op praktische zaken; - technieken worden getoond met praktische voorbeelden; - zaken uitgeprobeerd kunnen worden en onder begeleiding van een expert geoefend kan worden.

Bron: www.thesis.nl

☐

Bij de eerder genoemde casussen van Pieter en Lisette is een aantal aanwijzingen voor de voorkeursleerstijl te ontdekken. Zo is Pieter niet een persoon die vernieuwde werkwijzen zonder meer aanneemt; hij heeft behoefte aan het 'hoe en waarom' te weten. Het concreet ervaren als leermethode lijkt derhalve minder goed bij hem te passen, eerder zal hij zich prettig voelen wanneer hij onder begeleiding van een deskundige nieuwe taken kan proberen (actief experimenteren) of wanneer hem eerst wordt uitgelegd welk doel de veranderingen beogen (begripsvorming).

Lisette is een persoon die in de praktijk is doorgegroeid naar haar huidige functie van leidinggevende. Zelf geeft zij ook aan een praktisch persoon te zijn ('ik heb praktische handvatten nodig'). Het is derhalve logisch om haar ontwikkeltraject op een concrete en ervaringsgerichte manier vorm te geven en haar niet te belasten met boeken of een theoretische managementopleiding. De kans bestaat namelijk dat het haar veel energie zal kosten om zelf de vertaalslag van theorie naar praktijk te maken, bovendien zijn er geen aanwijzingen dat zij behoefte heeft aan theoretische achtergronden.

6.6 Methoden voor ontwikkeling

Als het aangrijppunt van de ontwikkeling is vastgesteld met behulp van het Compas-model© en gekeken is naar de voorkeursleerstijl, kan het ontwikkeltraject vormgegeven worden. Zoals het voorafgaande heeft aangetoond, zal een training of opleiding namelijk niet altijd het gewenste rendement opleveren. In het nu volgende willen wij een aantal methoden voor de ontwikkeling van succesvol gedrag beschrijven, die passend zijn in het kader van vraagsturing.

Intervisie

Bij intervisie gaat het om het uitwisselen van ervaringen van mensen die in vergelijkbare praktijksituaties zitten. Het doel daarbij is om van elkaars ervaringen te leren en om met elkaar oplossingen te bedenken. Intervisie hoeft niet altijd onder begeleiding van een deskundige plaats te vinden, maar soms is een buitenstaander wel handig bij het opzetten en op gang helpen van een intervisiegroep. Veelal zal dit afhankelijk zijn van de zelfredzaamheid van de deelnemers. Een intervisie bestaat voor een langere

periode met een klein (vier tot acht) en vast aantal deelnemers. Vooraf worden afspraken gemaakt over de 'spelregels', de doelstellingen en de werkwijze van de intervisie. Hendriksen (2005) beschrijft intervisie als:
- collegiale ondersteuning met betrekking tot
- onderlinge advisering bij werkproblemen
- in een leergroep bestaande uit gelijken
- die binnen een gezamenlijk vastgestelde structuur
- tot inzichten en oplossingen tracht te komen
- in een zelfsturend en op reflectie gericht leerproces.

Deze methode kan met name van pas komen bij ontwikkeltrajecten voor medewerkers met een zelfstandige of met een specialistische functie. Tijdens het werk zelf hebben zij bijvoorbeeld weinig gelegenheid tot het voeren van overleg met collega's. Soms kan het ook betekenen dat er wordt gekozen voor intervisiebijeenkomsten met mensen van andere organisaties. Wanneer een medewerker er moeite mee heeft om leerpunten met mensen van de organisatie zelf te delen, kan een intervisiegroep buiten de organisatie uitkomst bieden. Een bijzondere vorm van intervisie is *multidisciplinaire intervisie*. Hierbij hebben de deelnemers ieder een andere beroepsachtergrond, met als idee dat men kan leren van elkaars invalshoeken en werkwijzen.

Intervisie is te gebruiken op alle functieniveaus, dus zowel voor uitvoerend medewerkers als voor leidinggevenden. Zeker in de beginfase van vraaggestuurd werken zal er een grotere behoefte zijn aan overleg met collega's en aan het onderling uitwisselen van ervaringen. Intervisie kan dan uitkomst bieden.

☐

Lisette heeft in het gesprek met Arend aangegeven interesse te hebben in het volgen van intervisie. Het lijkt haar waardevol om ervaringen van andere collega-leidinggevenden te horen, zeker omdat zij weet dat vraaggestuurd werken voor iedereen nieuw is en omdat sommigen net als zij voor het eerst een leidinggevende functie bekleden. Bij navraag blijkt er inderdaad een behoorlijk animo voor te zijn. Onder begeleiding van een gedragsdeskundige uit de organisatie, die nadrukkelijk alleen voor het proces aanwezig zal zijn en niet voor inhoudelijke zaken, wordt een intervisie met zes collega-leidinggevenden gestart. Hoewel het in het begin best wennen is om zich kwetsbaar op te stellen, merkt Lisette dat ze veel heeft aan het bespreken van problemen. Ook vindt ze het prettig dat er niet gelijk een oplossing wordt aangedragen, maar dat zij door middel van het stellen en beantwoorden van vragen zelf al goed tot inzicht kan komen.

Naast het feit dat het leerzaam is om naar elkaars ervaringen te luisteren, heeft het volgens Lisette ook een positief effect op de collegialiteit en de betrokkenheid. Vaker dan voorheen raadpleegt zij nu ook buiten de intervisie om een collega en weten anderen haar ook sneller te vinden. De drempel om even bij elkaar binnen te lopen is een stuk lager geworden. Gaandeweg de intervisiebijeenkomsten is Lisette echter gaan twijfelen aan haar wens om leiding te geven. De ruimte om deze twijfels bespreekbaar te maken en het begrip dat zij van haar intervisiegenoten ontvangt, ervaart zij als een steun in de rug. De intervisie heeft zodoende voor haar ook wat dit betreft een meerwaarde!

Supervisie

Supervisie is een leertraject onder begeleiding van een supervisor, waarbij wordt ingegaan op persoonlijke leervragen die iemand ten aanzien van het werk heeft. Het is een vorm van reflecteren op de eigen werkstijl. Het geeft zicht op welke situaties iemand problemen opleveren, waar dit mee te maken kan hebben, hoe men ermee om kan gaan en welke alternatieven er zijn. Deze methodiek maakt mensen bewust van hoe en waarom men de dingen doet zoals men ze doet, om vervolgens veranderingen in de praktijk te brengen. De deelnemers verkennen en herkennen vaste patronen en gaan op zoek naar dieperliggende motieven en overtuigingen die hun interacties sturen. Bij supervisie staat de persoon van de professional centraal. Een supervisor heeft specifieke scholing gevolgd voor het geven van supervisie en heeft geen werkrelatie met de supervisant.

Veel meer dan bij intervisie wordt er bij supervisie gereflecteerd op het eigen werkgedrag en wordt de nadruk gelegd op de integratie van persoon, beroep en functie. Dit gebeurt onder leiding van een geschoolde deskundige. Deze methode wordt vaak ingezet bij het opleiden en bevorderen van de deskundigheid voor mensgerichte beroepen, waarbij de interactie een belangrijk aspect vormt in het werk. In dergelijke functies kunnen karaktereigenschappen namelijk van grote invloed zijn op het functioneren van een professional. Het is derhalve een methode die bij uitstek geschikt is voor de zorg.

Omdat het reflecteren op het eigen gedrag behoorlijk wat vraagt van de supervisant, zal deze methode niet voor iedereen geschikt zijn. Het is van belang dat iemand bereid is alsmede het vermogen heeft om dieper naar het eigen functioneren te kijken. Rekening houdend met het Compas-model© kan supervisie ingezet worden wanneer het aangrijpingspunt zich op het attitudeniveau bevindt en soms wanneer de blokkade op het (karakter)eigenschapniveau ligt.

Coaching

Coaching is vooral succesvol in situaties waarin de persoonlijke ontwikkeling in meer of mindere mate aan de orde is. Bij coaching staat het functioneren centraal en wordt er nadrukkelijk gekeken naar de specifieke beroepsvaardigheden. Het helpt om zicht te krijgen op het eigen functioneren en om adequaat en effectieve gedragspatronen aan te leren. De doelstelling bij coaching is om direct resultaten te behalen met betrekking tot het werk. Dit in tegenstelling tot supervisie, waarbij er meer ruimte is om 'de diepte' in te gaan. Een coach treedt op als een sparringpartner en vraagbaak, die helpt helder te krijgen welk gedrag in specifieke werksituaties effectief is en die tips aandraagt om beter te functioneren.

Er kan een onderscheid gemaakt worden tussen *coaching-on-the-job* en *coaching buiten de werksituatie*. Bij coaching-on-the-job wordt een medewerker op zijn eigen werkplek begeleid en ondersteund door een coach of begeleider. De medewerker krijgt tijdens het uitvoeren van werkzaamheden die hij als lastig ervaart direct feedback en zodoende de mogelijkheid om ander gedrag gelijk in de praktijk te brengen. Veelal zal de coach in dit geval een meer ervaren collega of leidinggevende zijn. Deze methode komt goed van pas wanneer het de medewerker bijvoorbeeld ontbreekt aan vaardigheden om cliëntgericht te handelen. Door een coach over zijn schouder mee laten kijken, kan de medewerker direct gewezen worden op de gedragingen die wel en niet passen bij cliëntgerichtheid, krijgt hij tips over hoe het anders kan en wordt hij in de gelegenheid gesteld om deze tips uit te proberen. Vervolgens kan hij hier opnieuw feedback over krijgen.

Bij coaching buiten de werkplek worden in een-op-eengesprekken moeilijke werksituaties besproken. Hoewel coaching gericht is op specifiek gedrag, kunnen tijdens het coachingstraject blokkerende gedachten op tafel komen die het gewenste gedrag tegenhouden. Afhankelijk van de vaardigheden van de coach kunnen deze aspecten eveneens 'onder handen genomen worden', waardoor coaching soms dicht tegen supervisie kan aanliggen. Deze ontwikkelmethodiek kan goed ingezet worden wanneer het gedragsrepertoire uitgebreid dient te worden, zoals bij een leidinggevende die in het kader van vraagsturing meer coachend zal moeten aansturen.

Er kan zowel voor een interne coach (werkzaam in dezelfde organisatie) als voor een externe coach gekozen worden. Beide hebben hun voor- en nadelen. Zo heeft een interne coach veel kennis van de organisatie waardoor de situaties van de medewerker die in de gesprekken aan bod komen, herkenbaar zullen zijn. Dit kan soms echter ook een ballast zijn, in die zin dat het lastig is om afstand van de organisatie te nemen. Een externe coach heeft hier geen last van. Verder zullen sommige medewerkers een 'collega' als coach plezierig vinden, anderen zullen het juist minder bedreigend vinden om met een onbekende te praten.

Een derde vorm van coaching is *teamcoaching*. Hierbij komt het team van medewerkers centraal te staan en wordt bekeken hoe het team als geheel beter of anders kan functioneren. Welke rollen bekleedt eenieder in het team, op welke wijze wordt er gecommuniceerd en hoe verloopt de samenwerking? Zeker wanneer een team als geheel anders dient te werken, zoals bij vraagsturing het geval is, kan teamcoaching uitkomst bieden.

Video-interactiebegeleiding

Video-interactiebegeleiding is een methodiek die gebruikmaakt van videobeelden en de principes van basiscommunicatie om de begeleiding van cliënten en professionals vorm te geven. Met behulp van video-opnamen worden medewerkers toegerust om kritisch te kijken naar hun professionele ondersteuning en hun wijze van communiceren. Het is een ervaringsgerichte methode. Medewerkers brengen hun eigen werkmateriaal in en kunnen hiermee vervolgens concreet aan de slag. Een daarvoor specifiek opgeleide videohometrainer bespreekt op een gestructureerde manier de videobeelden en geeft handvatten voor de praktijk.

Deze methode kan ook gebruikt worden bij de ontwikkeling van leidinggevenden, bijvoorbeeld door gesprekken met medewerkers op te nemen en deze later terug te kijken. Maar ook voor zorgverleners kan het zinvol zijn om terug te zien hoe zij met cliënten en familie omgaan.

Het is bij video-interactiebegeleiding wel van belang dat er een sfeer wordt gecreëerd waarin men zich op zijn gemak voelt, omdat veel mensen video-opnamen als bedreigend kunnen ervaren. Toets dus op voorhand hoe medewerkers tegen deze methodiek aankijken en of er instemming van alle betrokkenen is (ook de cliënten en familie).

De hierboven beschreven ontwikkelmethoden zijn niet allesomvattend. Andere mogelijkheden zijn: medewerkers stimuleren om (indien aanwezig) gebruik te maken van het kenniscentrum, een korte stage laten lopen bij een ander team of om literatuur over een bepaald onderwerp te lezen. Het is belangrijk om rekening te houden met het aangrijppunt van de ontwikkeling en dat gekeken wordt naar de voorkeursleerstijl. Bovenal is het van belang om met de medewerker overeenstemming te krijgen over het ontwikkeltraject, dat hij zich gemotiveerd voelt om zich te ontwikkelen en de organisatie hem de ruimte biedt om te ontwikkelen.

6.7 Monitoring van ontwikkeling

Het in gang zetten van een ontwikkeltraject wil nog niet zeggen, dat de gewenste ontwikkeling daadwerkelijk bereikt wordt. Soms kunnen de omstandigheden van de organisatie of de betreffende persoon veranderen waardoor de ontwikkeling niet loopt zoals verwacht. Het is heel goed mogelijk dat een ontwikkeltraject bijgesteld moet worden, bijvoorbeeld omdat de wensen en behoeften van de medewerker gedurende de ontwikkeling veranderen. Om dergelijke belemmerende factoren in iemands ontwikkeling te voorkomen, willen wij aandacht vragen voor het blijvend monitoren van de ontwikkeling. Onze ervaring is dat de ontwikkeling van medewerkers 'het ondergeschoven kindje' kan zijn en dat 'de waan van de dag' overheerst. Door expliciet aandacht te besteden aan de continuïteit ervan, hopen we organisaties bewust te maken van het feit dat ontwikkeling een doorgaand proces is en niet ophoudt bij het maken van ontwikkelafspraken. Hoewel de organisatie en de leidinggevende van de medewerker het ontwikkeltraject moeten faciliteren (dat is de randvoorwaarde voor ontwikkeling!), willen wij benadrukken dat ontwikkeling toch vooral de verantwoordelijkheid van de medewerker zelf is. Het is zíjn ontwikkeling, híj moet ermee aan de slag.

Een goede manier om de ontwikkelafspraken op papier te zetten is door gebruik te maken van een persoonlijk ontwikkelingsplan (POP). In zo'n POP wordt de te ontwikkelen competentie beschreven en worden er duidelijke doelstellingen geformuleerd. Dus welk gedrag moet er ontwikkeld worden, op welke manier en hoeveel tijd wordt er voor de ontwikkeling uitgetrokken. Probeer hierbij zo concreet mogelijk te zijn door precies aan te geven hoe, wat, wanneer en door wie.

☐

Een hulpmiddel bij het concretiseren van ontwikkeldoelstellingen is het SMART-principe:
- Specifiek: beschrijf de doelstelling in zo concreet mogelijk gedrag. Als iemand de competentie zelfstandigheid nog verder kan ontwikkelen, formuleer dan welk concreet gedrag deze persoon in de praktijk moet laten zien.
- Meetbaar: zorg ervoor dat je een doelstelling bedenkt die te meten is (in de regel geldt dat hoe specifieker het doel omschreven is, des te beter het te meten is).
- Acceptabel: formuleer ontwikkeldoelen die voor beide partijen acceptabel zijn. Zowel de betrokken medewerker als diens leidinggevende dienen zich in de ontwikkeling te kunnen vinden.
- Realistisch: wees realistisch! Bekijk of de ontwikkelpunten voor de persoon haalbaar zijn (zie het Compas-model©).
- Tijdgebonden: verbindt een tijdspad aan de ontwikkeling. Hoeveel tijd trek je ervoor uit en wanneer wil je (tussentijds) evalueren?

Door ontwikkelpunten op deze wijze op papier te zetten is het voor alle partijen duidelijk wat de bedoeling is, maar bestaat tevens de mogelijkheid om elkaar op het nakomen van de afspraken aan te spreken. Vragen die voor het opstellen van een POP van belang zijn hebben wij als bijlage 2 bijgevoegd.

Om de voortgang van de ontwikkeling te bewaken, is het van belang dat leidinggevende en medewerker het POP op regelmatige basis bespreken. Wat onder regelmatig wordt verstaan, is iets wat eenieder voor zichzelf moet bepalen. Naar onze mening moet het in ieder geval een plek krijgen in functionerings-, evaluatie- en/of beoordelingsgesprekken. De reden hiervoor is dat deze gesprekken jaarlijks terugkeren en, als het goed is, geborgd zijn in het kwaliteitssysteem. Door het POP als vast gesprekspunt in dergelijke gesprekken met medewerkers terug te laten komen, worden zowel medewerkers als leidinggevenden gestimuleerd om er ook daadwerkelijk mee aan de slag te gaan.

Een ontwikkeltraject kan tussentijds aanpassing behoeven, bijvoorbeeld omdat de ontwikkeling sneller verloopt dan verwacht of omdat een gekozen methode juist niet aanslaat. Een POP moet op dergelijke momenten dan ook niet als iets statisch worden gezien ('Dit hebben we destijds afgesproken, dus daar wijken we niet van af'). Het is heel goed mogelijk om gaandeweg aanvullingen of aanpassingen te maken, zodat het ontwikkeltraject voor de betreffende medewerker nog meer aangescherpt wordt.

Invoering van vraagsturing

Nu op het niveau van het individu is beschreven op welke wijze via competenties aan succesvol vraaggestuurd gedrag kan worden gewerkt, is het moment aangebroken om terug te keren naar het organisatieniveau. De hele ontwikkeling richting vraagsturing dient immers vanuit het topmanagement systematisch te worden aangestuurd. In dit hoofdstuk beschrijven we eerst de rol van het topmanagement hierbij. Vervolgens richten we ons op het verandertraject zelf. Juist omdat vraagsturing effecten heeft op alle aspecten van de totale organisatie dient zich daarbij voor het topmanagement het vraagstuk aan rond het aangrijpingspunt van verandering. We gaan concreet in op dit keuzevraagstuk en beschrijven waar men mogelijk kan beginnen. Tot slot richten we ons op het hoe, de aanpak van de verandering.

7.1 De rol van het topmanagement

De consequenties van de principes van vraagsturing zullen doorwerken in alle facetten van de organisatie. Een 'beetje' vraagsturing werkt niet. Het is een veelomvattend en blijvend veranderingsproces. Een dergelijk proces heeft alleen kans van slagen wanneer het topmanagement de uitgangspunten als het ware als haar persoonlijke missie ervaart en zelf het vereiste voorbeeldgedrag vertoont. De top fungeert als trekker voor het veranderingsproces en zal uiteindelijk iedereen mee moeten krijgen. De structuren, processen en cultuur zullen mee veranderen. Het vraagt krachtig maar ook dienstbaar leiderschap. Krachtig, maar slechts incidenteel krachtdadig. Dat laatste wordt bewaard voor speciale situaties en als laatste redmiddel. Wanneer het topmanagement streeft naar bewustzijn en naar verandering in attitude van mensen, zal de stijl van leiding geven aan dit veranderingsproces daartoe moeten uitnodigen. Het continu zoeken van de dialoog met zowel cliënten als medewerkers is daarvoor kenmerkend. De principes van vraagsturing richting cliënten worden in feite ook toegepast naar medewerkers. Je kunt het ook een vraaggestuurde stijl van leiding geven noemen. De dialoog met medewerkers staat hierin centraal. De dialoog spitst zich toe op de competenties en de attitude in het licht van vraagsturing.

Wanneer we de definitie van vraagsturing 'vertalen' naar het leiding geven, dan is leiding geven een interactie waarin een medewerker de leiding gevende vertelt welke ondersteuning hij nodig heeft om vraaggestuurd te werken. De leiding gevende luistert, informeert, adviseert en stimuleert de medewerker aan te geven wat hij nodig heeft. De leiding gevende zet alles in om de medewerker te ontwikkelen richting de vraaggestuurde zorg. De leiding gevende vervult daarin dus een faciliterende rol. Voor dit type leiderschap biedt de metafoor van de vroedvrouw een toepasselijke omschrijving (uit John Heider, 1989).

Beschouw jezelf als vroedvrouw; je helpt de ander bij zijn geboorte.
Doe je best zonder onnodige drukte of vertoon.
Stimuleer hetgeen er gebeurt en niet datgene wat jij denkt dat er moet gebeuren.
Als het noodzakelijk is dat je de leiding neemt, moet je het zo doen dat de moeder echt geholpen wordt en toch alle vrijheid en initiatief behoudt.
Als de baby ter wereld gekomen is, zal de moeder terecht opmerken:
'We hebben het helemaal zelf gedaan!'

7.2 Waar te beginnen?

Leiding geven aan het veranderingsproces rond vraagsturing vraagt niet alleen consistentie in attitude, denken en handelen, maar ook een lange adem. Vraagsturing betekent immers steeds inspelen op nieuwe doelgroepen en nieuwe vragen. De organisatie blijft in beweging. Steeds zal men moeten blijven reageren op ontwikkelingen in de markt. Het gaat om een voortdurend veranderingsproces waarin de aandachtspunten telkens verschillen.

De invoering van vraagsturing heeft effect op alle onderdelen van de organisatie. We hebben in hoofdstuk 2 een algemeen beeld geschetst van de consequenties van vraagsturing voor de organisatie als geheel. Maar ... wanneer vraagsturing invloed heeft op alle facetten van de organisatie, is het de vraag waar te beginnen. Met andere woorden: wat is het aangrijpingspunt voor verandering? We horen u denken: 'Beginnen we met het vaststellen van de bijbehorende competenties of gaan we toch eerst de structuur aanpassen? Of zullen we toch even wachten op de strategische heroriëntatie die voor volgende jaar gepland is?'

De ontwikkelingen in de maatschappij dulden vaak geen uitstel. Ergens moet er een begin worden gemaakt. Bovendien zijn er altijd redenen en omstandigheden die niet ideaal zijn voor dergelijke veranderingen. Bij het maken van deze lastige keuze kan het model van Leavitt (hoofdstuk 2) behulpzaam zijn. Het model van Leavitt gaat ervan uit dat je op verschillende manieren kunt insteken. Juist omdat zorgverlening in essentie mensenwerk is, starten wij het veranderingsproces rond vraagsturing bij voorkeur bij het aangrijpingspunt mensen. Deze keuze leidt dan op een natuurlijke manier tot veranderingen in de andere onderdelen. Het vraagt vervolgens wel sturing om het proces beheerst en gefaseerd te laten verlopen. Juist omdat alles met elkaar samenhangt dreigt het gevaar te veel tegelijk te willen doen.

Mensen als aangrijpingspunt voor verandering

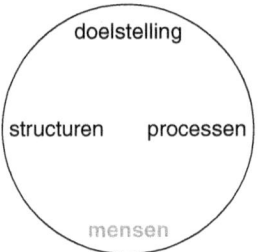

Wanneer we aan de slag gaan met competenties nemen we mensen als aangrijpingspunt. Na het bepalen van competenties borgen we competentiegericht werken in de HRM-instrumenten. In de functioneringsgesprekken wordt bijvoorbeeld standaard besproken of er sprake is van de gewenste ontwikkeling en welke vormen van ontwikkeling nog meer ondersteunend zijn in het traject.

Ook voor de leiding gevende verandert er het een en ander. De stijl van leiding geven kan veranderen. Er wordt meer appèl gedaan op coachingsvaardigheden.

Wanneer gewerkt wordt aan competentieontwikkeling heeft dit uiteindelijk invloed op de wijze van dienstverlening. Een cliëntgerichte houding leidt dan vanzelf tot de vraag het dienstverleningsaanbod te veranderen. Zo grijpt steeds het ene aspect uit het model van Leavitt in op het andere.

Wanneer niet gestart wordt met de mens als aangrijpingspunt kan op basis van het model van Leavitt ook gekozen worden voor een van de volgende aangrijpingspunten.

Doelstellingen als aangrijpingspunt voor verandering

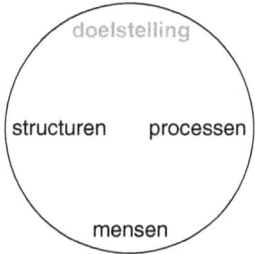

Vraagsturing dient verankerd te zijn in de missie en visie van een organisatie. Wanneer dit nog niet zo is of wanneer daarover nog geen overeenstemming is, zal de discussie hierover (opnieuw) moeten plaatsvinden. Veranderingen in de markt krijgen hun weerslag in de strategie. Een strategische heroriëntatie kan bijvoorbeeld leiden tot een keuze voor nieuwe doelgroepen, nieuwe producten en diensten, aanpassingen aan producten en samenwerking met andere partijen.

☐

In de gehandicaptenzorg doen zich vele veranderingen voor in de richting van vermaatschappelijking. Hedendaagse ouders van kinderen met een beperking willen hun kinderen zo gewoon mogelijk laten opgroeien en hen zoveel mogelijk naar een gewone peuterspeelzaal en basisschool laten gaan. De dienstverlening past zich hierop aan en krijgt steeds meer een ambulant karakter. In plaats van hun diensten op speciale voorzieningen aan te bieden, richten ze zich op ondersteuning van ouders in de thuissituatie en op onderwijskrachten. Zowel de producten als de samenwerkingspartners veranderen. Men biedt de expertise ook aan andere doelgroepen aan, bijvoorbeeld kinderen met leerproblemen. Dit leidt dan weer tot andere samenwerkingspartners, verwijzers, enzovoort.

Strategische veranderingen leiden op hun beurt weer tot accentverschuivingen in de 'marketingmix' van de organisatie (product, prijs, plaats, publiciteit en personeel). Wanneer deze nieuwe strategische keuzen eenmaal gemaakt zijn, dient zich op een natuurlijke manier een volgend aangrijpingspunt aan. Bijvoorbeeld aanpassing van de dienstverlening in het primaire proces (meer ambulant werken) en de daarbij benodigde nieuwe competenties voor medewerkers (een veel grotere mate van zelfstandigheid en solistisch opereren en interveniëren in gezinssituaties). Ook kunnen nieuwe functies geïntroduceerd worden die weer een plaats moeten krijgen in de bestaande organisatiestructuur. Tevens kan de inhoud van een strategische heroriëntatie leiden tot een noodzakelijke wijzigingen in de structuur.

Structuren als aangrijpingspunt voor verandering

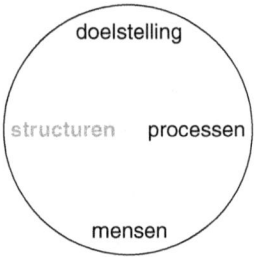

Veranderingen in de structuur zijn alleen nodig als de bestaande structuren de doelen en primaire processen niet langer adequaat faciliteren. Wij vinden dat de structuur de inhoud moet volgen. Het doorvoeren van structuurveranderingen trekt veel energie en aandacht weg uit het primaire proces. De praktijk wijst uit dat onrust binnen de organisatie bijna altijd onvermijdelijk is. Ook gezien het onderwerp van verandering, de vraagsturing, is het niet logisch dit facet als eerste aangrijpingspunt te kiezen. Maar er komt een moment dat de structuur minimaal tegen het licht gehouden zal moeten worden. Dan kan de vraag aan de orde komen of het oorspronkelijke indelingscriterium voor de organisatiestructuur nog wel goed past bij de nieuwe ontwikkelingen. Een specifieke doelgroepbenadering kan er bijvoorbeeld toe leiden dat de structuurindeling op basis van producten losgelaten moet worden. Daarvoor in de plaats kan het nodig zijn de hoofdstructuur te baseren op doelgroepen.

Processen als aangrijpingspunt voor verandering

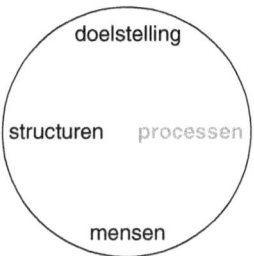

Uiteindelijk moeten alle inspanningen rond vraagsturing zichtbaar worden in het primaire proces. In dat proces zijn zowel de aard van de dienstverlening (nieuw aanbod of veranderingen in aanbod), als de wijze van dienstverlening (attitude, overleg met cliënten) aan de orde. Hierin is nauwe samenhang met het aangrijpingspunt 'mensen' aan de orde.

Vraagsturing kan betekenen dat het hele dienstverleningsproces van intake tot afsluiting van de dienstverlening opnieuw moet worden vormgegeven. Soms kan een volledig 'redesign' nodig zijn. Wanneer gekozen wordt voor het aangrijpingspunt processen heeft het de voorkeur te kiezen voor een smalle aanpak. Dus eerst een herontwerp maken van het dienstverleningsproces en dit vervolgens binnen afgebakende projecten of binnen een bepaald organisatieonderdeel toepassen. Na bijstelling kan dan brede invoering plaatsvinden. Op die manier kan eerst op kleine schaal ervaring opgedaan worden en zijn effecten beter hanteerbaar.

☐

Ogenschijnlijk simpele veranderingen die nodig zijn om beter aan te sluiten bij de wens van cliënten hebben ingrijpende gevolgen. Uit gesprekken in een verpleeghuis kwam de wens van sommige cliënten naar voren om later gewekt te worden. Medewerkers in de zorgverlening moesten op andere werktijden starten en moesten hun gebruikelijke volgordes en tijdsindelingen in het werk loslaten. De medewerkers civiele dienstverlening moesten langer beschikbaar blijven om het ontbijt te verzorgen. Er was meer flexibiliteit in roosters nodig en men ging uiteindelijk overwegen of de medewerker die de verzorging had gedaan ook niet voor het ontbijt kon zorgen in plaats van de medewerker civiele dienstverlening.

Kiezen voor het aangrijpingspunt processen betekent bijna altijd dat onmiddellijk het aangrijpingspunt mensen gelijktijdig meegenomen moet worden.

7.3 Hoe te beginnen?

Naast de keuze van het aangrijpingspunt dient zich de vraag aan rond de aanpak van de invoering van vraagsturing: hoe? Hiermee doelen we op de keuze voor een veranderstrategie. Om die strategie goed te kunnen bepalen is vooraf een analyse van de context van belang. Wanneer de strategie bepaald is, dient zich nog de vraag aan rond een brede of een smalle aanpak. Deze drie onderdelen worden in deze paragraaf behandeld.

Analyse van de context

De keuze voor een aangrijpingspunt hangt samen met de vraag naar de veranderstrategie. Om de vraag 'welke veranderstrategie wil ik hanteren?' goed te kunnen beantwoorden kan het zinvol zijn 'het wikken-en-wegen-model' (Berenschot, 1999) te hanteren. Dit model richt zich op het verkrijgen van inzicht met betrekking tot de houding van mensen ten opzichte van verandering. Op grond van een aantal aspecten of variabelen definieert het model de context van de verandering. Inzicht in deze context kan helpen bij het bepalen van de veranderstrategie.
Het gaat om de volgende factoren:
– *Probleem of probleemmix.* Wat is het probleem, de reden tot invoering van vraagsturing? Zijn er veel klachten over bepaalde onderdelen van de dienstverlening? Blijkt steeds vaker dat bepaalde diensten ontbreken in het aanbod? Trekken cliënten weg naar de concurrent? Is er sprake van onderbenutting van capaciteit door nog onbekende oorzaken?
– *Reflectievermogen.* In welke mate kan men in de organisatie reflecteren op het functioneren van de organisatie en het eigen optreden daarin?

Figuur 13

Schematische weergave van het 'wikken-en-wegenmodel'

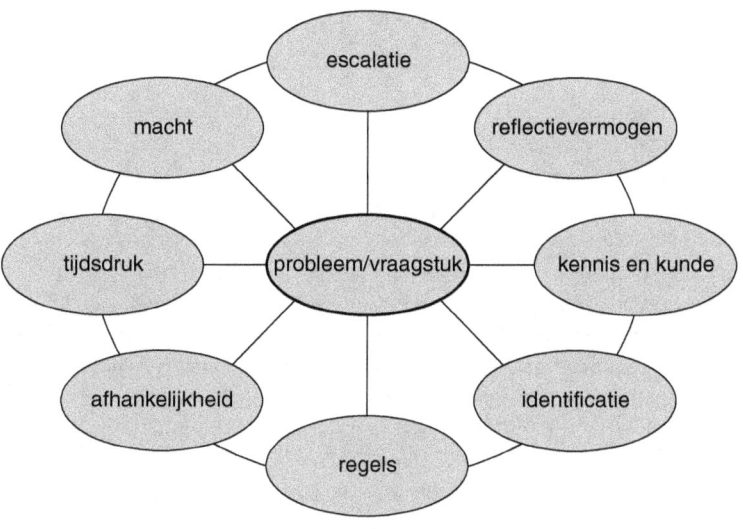

- *Kennis & kunde*. Is kennis en kunde om te leren bij medewerkers aanwezig? Zijn medewerkers in staat om deskundigheid op nieuwe terreinen te verwerven?
- *Identificatie*. In welke mate identificeren medewerkers zich met de organisatie? In welke mate voelen ze zich betrokken bij de organisatie?
- *Tijdsdruk*. Hoe hoog is de tijdsdruk om te veranderen? Wat gaat er mis als er niets verandert?
- *Macht*. Is er sprake van grote machtsverschillen?
- *Escalatie*. Is er sprake van hoog opgelopen spanning tussen partijen (bijvoorbeeld tussen raad van bestuur en cliëntenraad)?
- *Afhankelijkheid*. Zijn de betrokken personen in sterke mate van elkaar afhankelijk?
- *Aanwezige regelgeving*. Zijn er regels respectievelijk procedures beschreven? Bijvoorbeeld regelgeving rond instemmings- en adviesbevoegdheden?

De analyse van deze context geeft richting en helpt te bepalen welk soort veranderstrategie past.

☐

Een verzorgingshuis in beweging (1)

Een verzorgingshuis heeft zich voorgenomen haar diensten uit te breiden in de extramurale ouderenzorg. Het bereidt zich vanuit missie en visie op ouderenzorg voor op een nieuwe toekomst. Een toekomst waarin steeds meer mensen zo lang mogelijk in hun eigen woning willen blijven en daar verzorgd willen worden (veranderende vraag van cliënten is in deze casus de probleemstelling). Er is ongeveer tegelijkertijd een nieuwe particuliere thuiszorgorganisatie opgericht die inspeelt op het toenemend aantal ouderen. Dit bureau wil een alternatief zijn voor de reguliere thuiszorgorganisatie waarover steeds meer klachten naar buiten komen. De medewerkers van het verzorgingshuis zijn deskundig, betrokken en zien ook de noodzaak van de nieuwe koers in (er is reflectievermogen en kennis & kunde, men identificeert zich met de organisatie). Ze zijn welwillend maar er zijn ook veel vragen en ze zijn bang dat het werk minder leuk wordt. Zo zijn ze absoluut niet gewend buiten de muren van het huis te werken. Daarnaast zijn ze niet ingesteld op mondige cliënten die duidelijk aangeven wat ze willen. Ze moeten met hun fiets of auto op pad. Ook hun werktijden gaan op termijn veranderen. De consequenties zijn dus groot. De tijdsdruk eveneens. Binnen twee maanden moeten de eerste cliënten geholpen kunnen worden. De directie realiseert zich dat ze draagvlak nodig heeft van de medewerkers. Ze wil zich juist met een cliëntgerichte houding, de deskundigheid en flexibiliteit van medewerkers profileren op de markt. En zo de concurrentie voor zijn.

Er zijn genoeg factoren aanwezig om een veranderstrategie te kiezen die participatief van aard is en die gebruikmaakt van het aanwezige lerend vermogen. De tijdsdruk verdraagt echter geen lange aanlooptijd, er moet dus een variant gevonden worden waarin ook een strakke planning past.

Veranderstrategie

Wanneer we in kaart hebben gebracht in welke context zich de vraagstelling voordoet, is het zaak een veranderstrategie te kiezen. Met veranderstrategie doelen we hier op de wijze waarop het totaal aan veranderingen in het kader van vraagsturing wordt aangepakt. We nemen één aangrijpingspunt als start, maar uiteindelijk gaat het om alle aspecten van de organisatie (Leavitt).

Er worden in de literatuur verschillende veranderstrategieën en benaderingen onderscheiden. We kiezen hier voor de metatheorie van De

Caluwé (1998). Deze theorie koppelt vijf kleuren aan de bestaande manieren van denken. Deze theorie maakt communicatie over het veranderingsproces eenduidig en helder. Ze verschaft daarnaast duidelijke taal voor het bedenken van interventies. De veronderstellingen achter de vijf manieren van denken zijn samengevat in figuur 14 (De Caluwé, 2001).

Figuur 14

Veronderstellingen van De Caluwé bij vijf manieren van denken

	Dingen/mensen veranderen, als je
geeldruk	• belangen bij elkaar kunt brengen • ze kunt dwingen tot het innemen van (bepaalde) standpunten/meningen • win-winsituaties kunt creëren/coalities kunt vormen • de voordelen kunt laten zien van bepaalde opvattingen (macht, status, invloed) • de neuzen kunt richten
blauwdruk	• van tevoren een duidelijk resultaat/doel formuleert • een goed stappenplan maakt van A naar B • de stappen goed monitort en op basis daarvan bijstuurt • alles zoveel mogelijk stabiel houdt en beheerst • de complexiteit zoveel mogelijk reduceert
rooddruk	• mensen op de juiste manier prikkelt, bijvoorbeeld door straf of lokmiddelen • het voor mensen aangenaam maakt • geavanceerd HRM • instrumenten inzet voor belonen, motiveren, promoveren, status • mensen iets teruggeeft voor wat zij jou geven
groendruk	• ze bewust maakt van nieuwe zienswijzen/eigen tekortkomingen (bewust onbekwaam) • ze kunt motiveren om nieuwe dingen te zien/te leren/te kunnen • geschikte gezamenlijke leersituaties kunt creëren
witdruk	• uitgaat van de wil en de wens en de natuurlijke weg van de mens zelf • betekenis toevoegt • de eigen energie van mensen de ruimte biedt • dynamiek/complexiteit wilt zien en kunt duiden • eventuele blokkades wegneemt en conflicten optimaliseert • symbolen en rituelen gebruikt

Het mensbeeld waarvan een organisatie uitgaat moet hierin dus terug te vinden zijn. Het gaat om de manier waarop leden van de organisatie met haar cliënten en met elkaar willen omgaan.
In een veranderingstraject kunnen combinaties van kleuren voorkomen,

maar zal (tijdelijk of voor een bepaalde verandering) één kleur dominant of leidend zijn. Het is dus van belang om een dominante kleur voor het gehele traject te kiezen. Op de keuze voor de kleur(en) zijn drie factoren sterk van invloed:
– de situatie en omstandigheden (context, zoals hiervoor aangegeven);
– de beoogde verandering (het uiteindelijk beoogde resultaat);
– degene die de verandering wil (de persoonlijkheid, voorkeursaanpak).

We zetten hieronder een aantal aspecten van het veranderingstraject op een rij die helpen een keuze te maken voor een kleur en dus het type veranderstrategie (voor het gehele traject of voor onderdelen van het traject). We geven in de figuur per strategie (kleur) aan wat de bijbehorende centrale idee is, hoe de beoogde uitkomst omschreven wordt en wat voorbeelden zijn van omstandigheden en kwesties die bij de betreffende strategie passen.

Kleur bekennen

Bij het kiezen van de strategie is het belangrijk om tot een goede match te komen tussen de veranderaanpak, de context en het uiteindelijk beoogde resultaat. Omdat in het kader van vraagsturing beoogd wordt de medewerkers duurzaam over de gewenste competenties te laten beschikken (continu leren of ontwikkelen), is hiervoor volgens ons een groendruk-traject bij uitstek geschikt.

Dit laat onverlet dat bepaalde onderdelen van het totale verandertraject andere kleuraccenten zullen krijgen. Zo kan het ontwerpen van het systeem van competentiemanagement in het kader van vraagsturing volgens blauwdruk-denken plaatsvinden. Het managementteam maakt bijvoorbeeld een plan van aanpak en bepaalt dat met een gelaagd competentiesysteem wordt gewerkt. Er wordt een tijdstraject uitgezet voor het vaststellen van competenties. Allereerst bepaalt men de kerncompetenties van de organisatie en de competenties van het managementteam. Vervolgens koppelt men in drie jaar tijd aan alle functiegroepen de competentieprofielen. Ook wordt in het plan van aanpak opgenomen dat alle personeelsinstrumenten worden aangepast.

Het geheel van het traject blijft het groene accent houden. Dit komt onder andere ook naar voren door de wijze waarop medewerkers en cliënten steeds betrokken worden in het gehele traject. 'Zo'n groendruk is het integrale, consistente, haalbare en relevante plan voor een interventie in een organisatie, gericht op feitelijk implementeren van doelen van een (omvangrijke) vernieuwing'(De Caluwé, 1997).

Figuur 15

Aspecten van veranderingstraject op kleur/veranderstrategie

kleur	centrale idee	resultaat/uitkomst	typische aanpak (voorbeelden)
geeldruk	- draagvlak creëren - opvattingen delen - opvattingen afdwingen - context betrekken	Uitkomsten omschrijven is een ingewikkeld machtspolitiek spel. Ze bereiken eveneens. Uitkomsten wijzigen.	- (her)onderhandelen - win-winsituaties creëren - opvattingen afdwingen - context betrekken - conclaaf methode - politieke methoden - coalities maken
blauwdruk	- resultaten bereiken binnen de planning - beheersen - maakbaarheid	Het resultaat staat van tevoren vast. Het resultaat is goed te omschrijven en te garanderen.	- rationeel plannen - ontwikkelen kengetallen - voortgangsmetingen aan de hand van normen en bijsturen
rooddruk	- mensen activeren - mensen aanspreken en prikkelen - het voor mensen aangenaam maken	De uitkomst/het resultaat is van tevoren bedacht, maar kan niet worden gegarandeerd.	- ontwikkelen en inzetten van HRM-methoden (organisatiestructuur, belonen, carrières, status, invloed) - talentmanagement
groendruk	- leren - betekenissen ontwikkelen en delen	De uitkomst/het resultaat is van tevoren bedacht, maar kan niet worden gegarandeerd.	- creëren van leersituaties en doorlopen van leercyclus - gebruik van organisatie-ontwikkeling, gaming - tweede orde leren etc. - bewust onbekwaam maken
witdruk	- losmaken - laten gaan - dynamiseren	De uitkomst/het resultaat valt nauwelijks of niet te voorspellen. De weg is de herberg. Voorspellen is niet relevant. 'Nu' is belangrijk voor de volgende stap.	- ruimte geven, dynamiseren, feedforward, patroonherkenning - blokkades wegnemen

☐

Een verzorgingshuis in beweging (2)

De ideeën van de directie van het verzorgingshuis komen sterk overeen met het groendruk-denken. Men is al jaren bezig medewerkers optimaal te ontwikkelen, er is veel gedaan aan interne opleidingen. Er wordt gewerkt met zelfsturende teams, zodat medewerkers optimaal hun verantwoordelijkheid kunnen nemen. De directie heeft de afgelopen tijd op verschillende manieren met medewerkers gepraat over de veranderingen die zich voordoen in de ouderenzorg. Er is een redelijk open cultuur. De directie kiest voor een groendruk-aanpak van de verandering. Dit past binnen de bestaande visie en cultuur. Daarnaast ziet de directie dat de medewerking en de inzet van de medewerkers de kritische succesfactor is voor het bereiken van het resultaat. Ze wil de medewerkers dan ook de kans geven om deze situatie zelf mee inhoud te geven. De directie vraagt mensen die willen meedenken en -werken zich te melden.

Het dilemma van de tijdsdruk lost de directie op door wel een projectmatige aanpak te kiezen (blauwdruk-denken). Er is een heldere probleemstelling geformuleerd, doelen worden benoemd en het traject wordt gefaseerd uitgewerkt en in tijd uitgezet.

Waar het gaat om aanpassen van arbeidsomstandigheden, wordt duidelijk een rood accent gegeven aan het groene traject. Er zijn plannen om zelf kinderopvang te regelen en te werken met dienstauto's. Een plaatselijke autodealer wordt benaderd om een kleine stadsauto tegen een aantrekkelijke prijs te kunnen leasen. Er worden extra opleidingsfaciliteiten geschapen voor medewerkers die ambulant gaan werken. Doorgroeien van verzorgende naar wijkverpleegkundige is voor sommigen een interessante optie.

Breed of smal?

Binnen de verschillende kleurstrategieën kan voor een brede of smalle aanpak worden gekozen. Breed betekent dat de veranderingen binnen de gehele organisatie gecommuniceerd worden en ook zo breed mogelijk worden ingevoerd. Smal wil zeggen dat men start met een pilot, zowel met betrekking tot communicatie als invoering. Overige organisatieonderdelen worden wel geïnformeerd, maar niet actief betrokken.

Tabel 4

Brede of smalle aanpak

Voordeel smalle aanpak	Voordeel brede aanpak
Snel concrete resultaten	Iedereen in de organisatie is betrokken
Voorbeeldwerking heeft enthousiasmerend invloed	Vanaf start duidelijk dat iedereen mee moet en doet
Kost minder inzet	Het is meteen serieus
Proces overzichtelijk en beheersbaar	Geen experimenteergevoel
Bijstelling eenvoudig mogelijk	Meer invloed mogelijk uit verschillende geledingen van de organisatie

De voordelen van de ene aanpak zijn tegelijk de nadelen van de andere aanpak. Deze voor- en nadelen moeten afgewogen worden in de totale aanpak van het traject. Wanneer via een smalle aanpak wordt gestart, moet steeds de verbinding naar de gehele organisatie gelegd worden. Zowel in het begin als tijdens het gehele traject. Dit kan een louter informatief karakter hebben, maar het kan ook iets verder gaan waardoor het gevaar van vrijblijvendheid wordt vermeden.

☐

Een verzorgingshuis in beweging (3)

De start vindt plaats tijdens een avond waarvoor alle medewerkers zijn uitgenodigd en waarin de directie, samen met het voltallige managementteam (MT), de 'sense of urgency' benadrukt. Zowel cliënt- als medewerkerbelangen komen aan bod. Het is een levendige avond waarin de kansen besproken worden, maar waarin ook de weerstand voelbaar is. De directie geeft aan dat ze met een klein thuiszorgteam wil starten, eerst in de stad. Op termijn wordt het team uitgebreid naar de meer landelijke gebieden. Het opzetten van de thuiszorg gebeurt via de smalle, projectmatige aanpak. Uit het MT is een projectleider benoemd die verantwoordelijk is voor het opzetten van de thuiszorg. Naast de medewerkers die zichzelf hebben opgegeven om mee te werken, zijn nog enkele mensen specifiek benaderd. Zo is er uiteindelijk een team van tien medewerkers dat intensief aan de slag gaat met de voorbereidingen. De staf ondersteunt hen hierbij met inhoudelijke kennis. Onderdeel van de voorbereidingen is een 'marktonderzoekje' in eigen kring. Ze interviewen ouderen uit eigen familie- en kennissenkring om erachter te komen welke behoeften er zijn. Ze werken alle voorbereidingen uit van roosters tot arbeidsvoorwaarden en public relations. De rest van de organisatie kan zich intussen op de eigen werkzaamheden richten. Er wordt op intranet een aparte site opgezet waarop informatie wordt verstrekt over de voortgang van de voorbereidingen. Daarop is ook een discussieforum gestart. Over twee maanden bij de start van het nieuwe team is iedereen weer uitgenodigd.

De rol van de cliënt in het verandertraject

Het grote gevaar dreigt dat de veranderingen worden ingevoerd ten bate van de cliënt maar buiten de cliënt om. Bij de keuze van aangrijpingspunten en de veranderaanpak in zijn geheel dienen cliënten een belangrijke rol te vervullen. Dit kan gebeuren door cliënten of vertegenwoordigers van cliënten vanaf het begin bij het traject te betrekken. We doelen dan niet alleen op de gebruikelijke gremia zoals cliëntenraden en de deelname in werkgroepen, stuurgroepen en klankbordgroepen. Wanneer via pilots (smalle aanpak) gewerkt wordt aan vraagsturing, kunnen op een natuurlijke wijze de direct betrokken cliënten onderdeel uitmaken van de pilot-organisatie. Maar ook bij een brede aanpak kan bijvoorbeeld een vaste groep cliënten of mensen uit het cliëntsysteem vanaf de start meedenken over te bereiken doelen en resultaten. Een specifiek onderzoek naar verbeterpunten in de dienstverlening vanuit het oogpunt van de cliënt kan daarnaast de benodigde informatie opleveren ten behoeve van het traject. In hoofdstuk 8 gaan we verder in op dit type onderzoek.

Alles beschouwend

Wanneer de overwegingen ten aanzien van aangrijpingspunt (Model van Leavitt), context (wikken-en-wegenmodel), veranderstrategie (vijf kleuren) en brede of smalle aanpak op elkaar zijn betrokken kan het veranderplan opgezet worden. Wij adviseren om vanaf de start te focussen op het bereiken en vieren van successen. Vooral bij een veranderingstraject dat een lange termijn beslaat, zijn tussentijdse successen (met name in de beginfase) van grote invloed op het verdere verloop en de motivatie voor het vervolg. Juist in de zorg, waar sprake is van grote betrokkenheid van medewerkers op cliënten, werkt toename van tevredenheid van cliënten als een belangrijke motiverende factor voor medewerkers. En dat is juist het ultieme doel van het verandertraject in het kader van vraagsturing.

Wat merkt de cliënt ervan?

We zijn dit boek gestart met het benoemen van de ontwikkelingen die geleid hebben tot de noodzaak van de invoering van vraaggestuurde zorgverlening. Het doel is dat de cliënt een passend aanbod krijgt. Pas dan zijn we succesvol in vraaggestuurde zorg. Merkt de cliënt dat een medewerker bepaalde competenties ontwikkeld heeft? Hoe ervaart de cliënt dit? Draagt het bij aan de realisatie van vraaggestuurde zorg? De ultieme toets waarmee wordt gemeten of vraagsturing effectief is, wordt dus bij cliënten afgenomen. Daaraan besteden we dit laatste hoofdstuk.

8.1 Wat meten?

We raden aan om vanaf de start van het traject metingen te doen bij cliënten (en zo nodig het cliëntsysteem) om na te gaan wat er veranderd/verbeterd moet worden. De effecten van het verandertraject kunnen bij vervolgmetingen daartegen afgezet worden. Om te bepalen wat we willen meten grijpen we nog even terug naar de begripsomschrijving van vraaggestuurde zorg.

Vraaggestuurde zorg is een benadering waarbij binnen een gelijkwaardige interactie tussen cliënt en zorgaanbieder of hulpverlener, de vraag van de cliënt via overleg en onderhandeling leidt tot een voor de cliënt passend aanbod. De interactie wordt gekenmerkt door een cliënt die de zorgaanbieder of hulpverlener vertelt welk aanbod hij wenst/nodig heeft en een zorgaanbieder of hulpverlener die luistert, informeert, adviseert en de cliënt stimuleert aan te geven wat hij nodig heeft.

We ontwikkelen vraaggestuurde competenties om te komen tot het gewenste resultaat (uitkomst):
- een voor de cliënt passend aanbod.

We willen dat realiseren op een bepaalde wijze (proces):
- binnen een gelijkwaardige interactie;
- via overleg en onderhandeling;
- een zorgaanbieder of hulpverlener die luistert, informeert, adviseert en de cliënt stimuleert aan te geven wat hij nodig heeft.

Wanneer we willen meten of onze inspanningen effect hebben gehad, richten we ons dus zowel op de uitkomst als op het proces waarlangs dit totstandgekomen is. Om dat te kunnen bepalen is het noodzakelijk vooraf beoordelingscriteria te ontwikkelen, zoals (uitkomst):
- de cliënt heeft zijn vraag helder;
- de cliënt is tevreden over het aanbod.

Om te beoordelen of de interactie tussen medewerker en cliënt naar tevredenheid is verlopen (proces) richten we ons met name op de competenties van medewerkers in het kader van vraagsturing. Deze zijn immers gericht op het realiseren van een gelijkwaardige interactie, overleg, onderhandelen, luisteren, stimuleren enzovoort. Dit betekent dat de gedragscriteria die benoemd zijn bij de competenties (zie paragraaf 4.3) gebruikt worden als beoordelingscriterium.

We bevelen aan om metingen zowel op uitkomst als proces te richten. Het is ons inziens niet zozeer van belang om meteen een volledig onderzoek op te zetten, maar wel om systematisch en op specifieke aspecten te meten. Kies dus een of meer belangrijke items in het kader van vraagsturing en bepaal de beoordelingscriteria. Met het meten alleen al wordt een belangrijk signaal afgegeven: niet de inspanningen tellen, maar het resultaat voor de cliënt. De cliënt geeft tegelijkertijd vanaf het begin directe input voor het verandertraject.

8.2 Hoe meten?

De onderzoeksgroep bestaat uit de cliënten, maar wanneer zij door hun beperkingen hun mening niet of slecht kunnen geven, zal het netwerk rond de cliënt (partner, familie, vrienden, enz.) in het onderzoek betrokken moeten worden. Soms zal voor een combinatie gekozen worden en zal de meting plaatsvinden bij cliënt en netwerk samen.

Om te meten of de cliënt tevreden is over het aanbod en over de benadering door medewerkers zijn twee instrumenten relatief eenvoudig in te zetten.

Enquête

Wanneer gebruikgemaakt wordt van een enquête als onderzoeksvorm kan grofweg onderscheid gemaakt worden in vier methoden: mondeling (persoonlijke interviews), schriftelijk, telefonisch en elektronisch. Afhankelijk van situatie, aard van de doelgroep en beschikbare financiën, kan gekozen worden voor een van de methoden. Afhankelijk van de invulling kan zowel met open als (semi-)gestructureerde vragen gewerkt worden.

Observatie

Observatie is de meest objectieve methode om in de praktijk te meten of een medewerker een competentie goed beheerst. Hierbij observeren getrainde onderzoekers gestructureerd het gedrag van de medewerkers. Het is echter de vraag of zo'n objectieve vaststelling belangrijk is, aangezien het toch vooral gaat om het effect van het gedrag/een bepaalde competentie op de cliënten: zijn zij hierover tevreden?

We gaan in dit boek niet verder in op onderzoeksmethoden, maar willen wel enkele voorbeelden noemen uit de zorgpraktijk. In feite hebben we het hier over vormen van cliënttevredenheids- en kwaliteitsonderzoek. Er worden de laatste jaren steeds meer methoden ontwikkeld om cliënttevredenheid in de zorgsector te meten. Veelal zijn ze opgenomen in het kwaliteitssysteem van een organisatie.

Binnen academische ziekenhuizen wordt gewerkt met de Kernvragenlijst Patiëntentevredenheid Kliniek – KPAZ – (Prismant). Daarbij worden onder andere vragen gesteld over informatieverstrekking, bejegening, verzorging.

In de sectoren verpleging, verzorging en thuiszorg is de Stichting Cliënt en Kwaliteit actief op het terrein van kwaliteitstoetsing. Ze brengt de meningen van cliënten van zorginstellingen in kaart. Ze onderzoekt de kwaliteit van wonen, welzijn en zorg zoals cliënten deze ervaren.

In de verschillende branchespecifieke benchmarks zijn ook onderdelen opgenomen die cliënttevredenheid meten. In de dienstverlening aan mensen met een verstandelijke beperking zijn eveneens verschillende meetinstrumenten ontwikkeld die zich richten op de kwaliteit van het bestaan. Ook hieruit kan geput worden bij het maken van specifieke metingen. Het landelijk kennisnetwerk gehandicaptenzorg (www.lkng.nl) beschikt over uitstekende informatie hierover. Eén onderzoeksmethode willen we hier met name noemen omdat het cliëntenperspectief hierin een centrale plaats inneemt: 'Zeg het ons!' Dit wetenschappelijk onderzoek wordt uitgevoerd door de Landelijke Federatie Belangenvereniging (LFB) Onderling Sterk. Er wordt gebruikgemaakt van een gestructureerde vragenlijst waarbij de antwoorden zowel in woorden als pictogrammen zijn weergegeven. Dit onderzoek naar de kwaliteit van het bestaan van mensen met een verstandelijke beperking wordt uitgevoerd door opgeleide interviewers met een verstandelijke beperking.

Bovengenoemde onderzoeken kunnen werken als inspiratiebron ten behoeve van het zelf op te zetten specifieke onderzoek naar vraagsturing in de eigen organisatie.

Eenvoudige metingen

We geven de voorkeur aan eenvoudige metingen. We hebben bijvoorbeeld een nulmeting gedaan met behulp van een schriftelijke enquête onder cliënten van een organisatie in de ouderenzorg. We kozen voor een eenvoudige opzet die begrijpelijk was, snel uit te voeren en die de organisatie weinig financiële middelen kostte. Daarin is onderzoek gedaan naar de competentie 'vriendelijkheid van medewerkers'. Cliënten konden scoren op een schaal van 0-10 en daarnaast aangeven welke aspecten van vriendelijkheid ze waardeerden en verbeterd wilden hebben. Over twee jaar wordt de meting opnieuw uitgevoerd.

Tot slot

Eigenlijk geldt ook hier het adagium dat het gehele onderwerp vraagsturing betreft: maak een keuze, begin met een bepaald aspect en breidt het al werkende uit. Bespreek bij voorkeur met uw cliënten en cliëntorganisatie wat voor hen een belangrijk meetpunt is in het kader van vraagsturing. Maak het niet te ingewikkeld, omschrijf de criteria zo concreet mogelijk en richt daarop de metingen. Al werkende en metende wordt het enthousiasme vergroot. U maakt duidelijk dat er voor de cliënt echt iets moet veranderen.

H.8

De resultaten van de metingen leveren weer uitstekende input op om verder te werken aan de ontwikkeling van de competenties, aan de attitude en zeker ook aan de organisatie als geheel. De dialoog hierover moet continu en op alle niveaus gevoerd worden. Werken aan vraagsturing houdt nooit op.

Literatuurlijst

Bosselaar, H., Wolk, J. van der, Zwart, K. & Spies, H. (2002). Vraagsturing. De cliënt aan het roer in de sociale zekerheid en zorg. *Tijdschrift voor Arbeid en Participatie*, 23.

Caluwé, dr. L.I.A. de (1997). *Veranderen moet je leren*. Den Haag: Delwel.

Caluwé, dr. L.I.A. de (1998). Denken over veranderen in vijf kleuren. *M&O*, 4.

Caluwé, dr. L.I.A. de (2001). *Organisatie-adviseurs veranderen*. Alphen aan den Rijn, Samsom.

Fombrun, C. e.a. (1984). *Strategic Human Resource Management*. New York: Wiley and Sons.

Have, S. ten, Have, W.D. ten & Jong, H. de (1999). *Het managementmodellenboek: zestig ideeën toegankelijk gemaakt*. Den Haag: Elseviers bedrijfsinformatie.

Heider, John (1989). *De Tao van leiderschap – strategieën voor de Nieuwe Tijd*. Amsterdam: Contact.

Hendriksen, J. (2005). *Intervisie bij werkproblemen. Procesmatig en taakgericht problemen oplossen*. Soest: Nelissen.

Kolb, F. (1984). Experimental learning. In: P.L.Koopman, N.J. Kolk, F. van Luijk en J.J. van Muijen, *Boven het Maaiveld*. Amsterdam: Nieuwezijds.

Koopman, P.L., Kolk, N.J., Luijk, F. van & Muijen, J.J. van (2000). *Boven het maaiveld. Vinden en binden van gemotiveerde medewerkers*. Amsterdam: Nieuwezijds.

NP/CF, NIZW (1998). *De vraag als maat*. Utrecht: Nederlandse Patiënten/Consumenten Federatie.

Otto, prof. drs. M.M. (2000). *Het besturen van veranderingsprocessen – Reader van de Faculteit der Economische Wetenschappen en Econometrie – Vrije Universiteit – PDO Management Consultant*. Amsterdam: Faculteit der economische wetenschappen en econometrie.

Philipsen, H. (1997). Vraaggestuurde zorg: het belang van professionele fundering van de 'erkende vraag' naar zorg. In: L. Boon (red.) *Vraaggestuurde zorg*. Amstelveen: Stichting Sympoz, 22-28.

Quadvlieg, P. (2000). Vraagsturing in de zorg voor mensen met een handicap; een praktijkvoorbeeld. In: L. Boon (red.) *Vraagsturing & Zorgketens*. Amstelveen: Stichting Sympoz, 57-63.

RVZ (1998). *Naar een meer vraaggerichte zorg*. Zoetermeer: Raad voor de Volksgezondheid.

Siepkamp, J.P.S. van de (2000). Verankering van vraaggestuurde zorg. *ZM magazine*, 16, 11, 20-25.

Verheul, R. (2005). Nieuwe inzichten in de veranderbaarheid van persoonlijkheid en persoonlijkheidsstoornissen. *De Psycholoog*, 40, 122-128.

Verkooijen, H.E.C., Elderhuis, R.M., Hamers, J.P.H. & Spreeuwenberg, C. (2003). Vraaggestuurde zorg en het patiëntenperspectief. Een literatuurstudie. *Tijdschrift voor Verpleegkunde*, 18, 1, 45.

Interessante andere literatuur

Vijverberg, A., e.a. (1998). *Inleiding in de strategie*. Zeist: A-D Druk.

Vloeberghs, D. (2002). *Handboek Human Resource Management*. Leuven/Leusden: Acco.

Tuin, B.C.M., Beijer, W.M.M. & Akkerboom, H.L. (2004). Vraagsturing en competentie-ontwikkeling. *Zorgmanagement tools*, 1, 2.

Porter, M.E. (1987). From competitive advantage tot corporate strategy. *Harvard Business Review*, may-june, 43-59.

Prahalad, C.K. & G. Hamel (1990). The core competence of the corporation. *Harvard Business Review*, may-june, 79-91. (Vertaling: M. op den Camp (1990). De kerncompetentie van de onderneming, *Holland Harvard Review*, 25, 103-115).

Competentiewoordenlijst

Inleiding

In de onderstaande lijst zijn aan arbeidssituaties gerelateerde gedragscriteria opgenomen om te komen tot competentieprofielen. Dit is een algemene lijst die zoveel mogelijk is aangepast aan de terminologieën uit de gezondheidszorg. Deze lijst is te gebruiken als basis voor gesprekken over benodigde competenties van medewerkers en leiding gevenden in het kader van vraagsturing. Ze kunnen ook door de organisatie gebruikt worden om een eigen set van competenties vast te stellen.

De lijst is opgebouwd uit vier dimensies.

Conceptuele competenties

Deze dimensie betreft het *denken*. Voorbeelden van deze dimensie zijn: probleemanalyse, realiteitszin en creativiteit.

Operationele competenties

Deze dimensie gaat om het *doen*. Bijvoorbeeld de praktische vaardigheid in plannen of beheer via delegatie. Andere voorbeelden zijn: organiseren, commercieel handelen en besluitvaardigheid.

Relationele competenties

Het gaat hier om de *interactie* tussen personen. Voorbeelden hiervan zijn: luisteren, onderhandelen en samenwerken.

Persoonlijke competenties

Dit zijn de persoonsgebonden kenmerken waarop mensen van elkaar verschillen (het *zijn*). Voorbeelden hiervan zijn: ambitie, loyaliteit en zelfstandigheid.

Probeer in een competentieprofiel ten minste één criterium per dimensie te selecteren. Dit voorkomt dat het profiel te veel nadruk op één dimensie legt, waarbij de overige dimensies worden vergeten. Wel kan tot uitdrukking komen dat de ene dimensie in een bepaalde functie zwaarder weegt dan de andere, doordat het bij sommige dimensies beperkt blijft tot één criterium terwijl er bij andere dimensies twee of zelfs drie criteria zijn.

Lijst met gedragscriteria

Conceptuele competenties

1. Algemene belangstelling: laat blijken goed geïnformeerd te zijn over maatschappelijke en politieke ontwikkelingen of andere omgevingsfactoren, en deze kennis effectief te benutten voor de eigen functie of organisatie. ☐
2. Beleidsmatig handelen: is in staat reële voorstellen en ideeën te leveren. Acties geven blijk van een goede inschatting van de situatie. Overziet de gevolgen van besluitvorming. ☐
3. Helikopterview: is in staat feiten en problemen in een breder verband te zien door het onderkennen van verwantschappen met onderwerpen van grotere omvang. ☐
4. Informatieverwerking: is in staat relevante informatie te verzamelen, op te nemen, te ordenen en te verwerken. ☐
5. Leervermogen: is in staat nieuwe informatie in zich op te nemen en deze effectief toe te passen. ☐
6. Oplossingsgerichtheid: is in staat vanuit oplossingen te denken in plaats van problemen, waardoor niet op voorhand mogelijkheden worden uitgesloten. ☐
7. Oordeelsvorming: is in staat gegevens en mogelijke handelwijzen tegen elkaar af te wegen en tot realistische beoordelingen te komen. ☐
8. Probleemanalyse: is in staat gecompliceerde problemen of situaties te ontrafelen om daarna alle deelproblemen opnieuw te ordenen en op een overzichtelijke wijze te formuleren. ☐
9. Realiteitszin: is in staat om gegevens en mogelijke handelwijzen tegen elkaar af te wegen en zo praktische oplossingen voor probleemsituaties te selecteren. ☐
10. Strategische oriëntatie: is in staat doelstellingen voor langere termijn vast te stellen en te vertalen naar een strategische planning. ☐
11. Verbeeldingskracht/creativiteit: is in staat om met verschillende mogelijkheden (ook niet voor de hand liggende alternatieven) voor het oplossen van problemen te komen. Weet geheel nieuwe werkwijzen te bedenken ter vervanging van bestaande methoden en technieken. ☐
12. Visie: kan afstand nemen van de dagelijkse praktijk en deze in een breder verband plaatsen. Is in staat zich op de lange termijn te richten. ☐

Operationele competenties

13. Anticiperen: is in staat om over de huidige taakstelling heen te kijken en veranderingen in de bestaande situatie te voorzien en daarop doeltreffend in te spelen. ☐
14. Besluitvaardigheid: is in staat één te volgen strategie voor zichzelf (en anderen) te selecteren, ondanks onvolledigheid in kennis van alternatieven en van hun risico's. ☐
15. Commercieel handelen: het doelgericht vormgeven aan 'verkoopsituaties'/het verkopen van dienst- en zorgverlening, hierbij rekening houdend met de verschillende belangen die spelen. ☐
16. Mondelinge uitdrukkingsvaardigheid: is in staat ideeën en meningen in begrijpelijke taal aan anderen mondeling duidelijk te maken en aan te sluiten bij betrokkenen (medewerkers en cliënten). ☐
17. Nauwkeurigheid: is in staat werkzaamheden met een grote mate van accuratesse te verrichten. Verwerkt gegevens en/of verricht handelingen met een grote mate van precisie. ☐
18. Ondernemingszin: is in staat om in het werk weldoordacht risico's te nemen, waardoor nieuwe wegen kunnen worden ingeslagen en nieuwe vormen van zorg- en dienstverlening kunnen worden ontwikkeld en beter ingespeeld wordt op vragen van cliënten. ☐
19. Organisatievermogen: is in staat activiteiten van zichzelf (en van anderen) op elkaar af te stemmen en hun volgorde te bepalen, zodat doeleinden efficiënt en effectief gerealiseerd worden. ☐
20. Schriftelijke uitdrukkingsvaardigheid: is in staat opvattingen duidelijk onder woorden te brengen en aan te sluiten bij de lezer. Ingewikkelde zaken kernachtig te formuleren en woorden trefzeker te kiezen. Is in staat adequate samenvattingen te maken en grammaticaal correct te schrijven. ☐

Relationele competenties

21. Delegeren en controleren: is in staat een medewerker aan te spreken op zijn verantwoordelijkheid. Verantwoordelijkheid over te dragen aan een medewerker, met de daarbij behorende aanwijzingen. Zo nodig corrigerend op te treden. Maakt afspraken en bewaakt deze. ☐
22. Groepsgericht leiderschap: is in staat richting en sturing te geven aan een afdeling/groep en samenwerkingsverbanden tot stand te brengen en te handhaven om een beoogd doel te realiseren. ☐
23. Individugericht leiderschap: is in staat richting en sturing te geven aan een medewerker in het kader van diens taakvervulling en verdere ontwikkeling. ☐
24. Inlevingsvermogen: is zich bewust van andere mensen in de omgeving en de eigen invloed hierop. Vertoont gedrag dat getuigt van het onderkennen van de gevoelens en behoeften van anderen. Empathisch vermogen. ☐
25. Cliëntgerichtheid: weet wensen of behoeften van cliënten of gebruikers te onderzoeken en hiernaar te handelen. Heeft een dienstverlenende attitude. ☐
26. Luisteren: is in staat om belangrijke mondelinge informatie op te pikken. Vraagt door. Gaat in op reacties. ☐
27. Mondelinge prestatie: is in staat ideeën en feiten op heldere wijze te verwoorden. Hanteert 'correct' taalgebruik. ☐
28. Netwerken: is in staat om een net van formele en informele contacten op te bouwen dat voor de organisatie functioneel is of kan worden. ☐
29. Onderhandelen: is in staat doelgericht contacten te leggen en te onderhouden, gericht op het bereiken van overeenstemming. Vasthoudend aan eigen standpunt, maar kan waar nodig toegeven. ☐
30. Overtuigingskracht: is in staat anderen te overtuigen van een bepaald standpunt en instemming te krijgen met bepaalde plannen, ideeën en producten. ☐
31. Regisseren: is in staat belangen, opinies en inbreng van diverse partijen samen te brengen. Geeft vorm en richting aan (uiteenlopende) samenwerkingsverbanden en realiseert een gemeenschappelijk resultaat. ☐
32. Samenwerken: is in staat in een team een opdracht uit te voeren; bij te dragen aan de harmonie in de groep en aan de optimale inzet van de leden ten behoeve van het groepsdoel, desnoods ten koste van eigen kortetermijnbelangen. ☐
33. Sociabiliteit: is in staat zich zonder moeite onder andere mensen te begeven. Gemakkelijk naar anderen toe te stappen en zich gemakkelijk in gezelschap te mengen. ☐

Persoonlijke competenties

34. **Aanpassingsvermogen:** is in staat doelmatig te blijven handelen door zich aan te passen aan een nieuwe of veranderende werkomgeving, taken, verantwoordelijkheden of mensen. Is in staat zich in nieuwe vakgebieden in te werken. ☐
35. **Ambitie:** streeft ernaar hogerop te komen in de organisatie. Geeft zich moeite zichzelf te ontwikkelen om dit te bereiken. ☐
36. **Assertiviteit:** is in staat een adequate, rustige doch efficiënte reactie te geven. Komt op voor zichzelf, uit zijn wensen zonder zichzelf of anderen onnodig te kwetsen. ☐
37. **Doorzettingsvermogen:** is in staat om lange tijd achtereen en/of intensief met problemen geconfronteerd te worden, ook met tegenwerking of tegenslag. Is in staat standvastig te zijn. ☐
38. **Enthousiasmeren:** is in staat anderen te enthousiasmeren en te stimuleren. Draagt een eigen positieve houding over op anderen. ☐
39. **Flexibiliteit:** is in staat af te wijken van bestaande patronen en het eigen gedrag te veranderen teneinde een gesteld doel te bereiken. Is in staat zich aan te passen aan de eisen die de werksituatie stelt. ☐
40. **Incasseringsvermogen:** is in staat om correct en tegemoetkomend te reageren op de reacties van anderen op het eigen gedrag, beleid of functie-uitoefening. ☐
41. **Initiatief:** is in staat kansen te signaleren en ernaar te handelen in plaats van passief te blijven tot anderen iets gedaan hebben. ☐
42. **Kwaliteitsbewustzijn:** is zich ervan bewust dat het te leveren product moet voldoen aan gestelde eisen, normen en prioriteiten en handelt hiernaar. Legt verantwoording af voor het gerealiseerde kwaliteitsniveau. Streeft naar continue kwaliteitsverbetering. ☐
43. **Loyaliteit:** is in staat zich te identificeren met de belangen, problemen, doelstellingen van de organisatie. ☐
44. **Resultaatgerichtheid:** is in staat resultaat- en doelgericht te werken, waarbij mogelijk interessante zijwegen ook worden benut. Werkt om iets concreets tot stand te brengen. ☐
45. **Stressbestendigheid:** is in staat adequaat te functioneren onder tijdsdruk en bemoeilijkende omstandigheden (bijvoorbeeld tegenslag, teleurstelling). ☐
46. **Zelfinzicht:** heeft inzicht in eigen functioneren. Staat open voor kritiek in verband met mogelijkheid tot gedragsverandering. ☐
47. **Zelfstandigheid:** is in staat zonder hulp van anderen taken te verrichten, probeert op eigen kracht met probleemsituaties om te gaan. Handelt volgens eigen overtuiging, onafhankelijk van anderen. ☐

POP-formulier

datum:
naam:
functie:
afdeling:
organisatie:

Stap 1 Waar sta je?

Welke functie bekleed je?

Welke extra taken (afwijkingen ten opzichte van de formele functiebeschrijving) vervul je?

Welke opleiding heb je genoten en welke specifieke werkervaring en vakkennis heb je opgedaan?

Welke sterke punten/kwaliteiten/competenties en minder sterke punten/aandachtspunten/competenties constateer je nu (of je collega's, leidinggevende, cliënten e.d.)?

Sterk	Minder sterk

Sterk	Minder sterk

Stap 2 Waar wil je naartoe?

Wat wil je het komende jaar bereiken in het werk?

Eventueel: wat wil je na 1 jaar en verder bereiken in het werk?

Eventueel: welke functie ambieer je?

Wat is je motivatie?

Welke competenties (aandachtspunten/kwaliteiten/kennis e.d.) wil je ontwikkelen?

Onderliggend hieraan is feedback uit functionerings-/beoordelingsgesprekken, werkbegeleiding, assessmentonderzoek, 360-gradenfeedback en dergelijke ten aanzien van de verschillende competenties van je huidige functie. Als er sprake is van een wens tot functieverandering is het eveneens zinvol te bezien welke extra competenties gevraagd worden.

Bijlage 2

Stap 3 Hoe kom je daar?

Welke ontwikkeldoelen formuleer je (formuleer concrete, resultaatgerichte en meetbare doelen)?

Doel 1:

Doel 2:

Doel 3:

Doel 4:

Doel 5:

Stap 4 Welke acties ga je ondernemen?

Welke acties wil je ondernemen (formuleer concrete en meetbare acties)?

Welke planning heb je voor ogen?

Welke steun heb je nodig (hulpmiddelen, instrumenten, steun collega's, leidinggevende (bijvoorbeeld coaching, stage, opleiding, projecten e.d.))?

Wat zijn de kosten (tijd en geld)?

Hoe en op welk moment ga je je doelen evalueren?

Barbara Tuin (1968)

Organisatie- en HRM-adviseur. Zij specialiseerde zich tijdens haar studie bedrijfseconomie in de richting Strategisch management en organisatie en heeft onlangs de eenjarige module Strategisch HRM afgerond. Zij heeft als organisatieadviseur ruime ervaring opgedaan met organisatievraagstukken binnen diverse branches . De laatste jaren heeft zij zich onder andere binnen de gezondheidszorg verdiept in HRM-vraagstukken, zoals de ontwikkeling en invoering van competentiemanagement, opleidings- en ontwikkelingsvraagstukken en de invoering van HRM-instrumenten. De ontwikkeling binnen het vakgebied richting een meer strategische en bedrijfsmatige benadering van het personeelsbeleid juicht zij vanuit haar achtergrond en ervaring van harte toe. Na zes jaar bij Leeuwendaal, een zelfstandig en onafhankelijk adviesbureau, te hebben gewerkt, is zij momenteel vanuit het Ministerie van Binnenlandse Zaken als adviseur werkzaam bij de projectorganisatie P-direct (shared service centre HRM).

Wilma Beijer (1954)

Interim-manager en organisatieadviseur in de gezondheidszorg. Ze is sinds 2000 werkzaam bij Leeuwendaal. Daaraan voorafgaand werkte ze ruim zeven jaar als zelfstandig interim-manager en adviseur. Voordat ze deze stap maakte, werkte ze in diverse managementfuncties binnen de thuiszorg en de gehandicaptenzorg. Wat betreft studie heeft ze diverse sporen gevolgd die van pas komen in haar huidige werk: maatschappelijk werk, managementopleiding en master in management-consultancy.
Ze heeft in de loop der jaren ruime ervaring opgedaan in diverse sectoren van de zorg. Deze ervaring zet ze de laatste jaren ook geregeld in als coach van met name managers. De vernieuwing in de zorg is een onderwerp dat haar grote belangstelling heeft. Het gaat daarbij om cultuur- en organisatieveranderingen in de richting van cliëntgerichtheid en vraaggestuurde zorg, het vergroten van flexibiliteit van organisaties en inspelen op actuele ontwikkelingen. Het gaat haar erom de positie van de cliënt in de zorg te versterken en het aanbod optimaal te laten aansluiten bij de vraag van de cliënt.

Helene Akkerboom (1974)

Sinds 2002 is zij als psychologe werkzaam bij Leeuwendaal. Na het behalen van het gymnasium is zij psychologie gaan studeren waarbinnen zij zich heeft gespecialiseerd in de klinische neuropsychologie. Tijdens deze studie heeft zij geruime tijd in Zuid-Afrika gewoond, waar zij kennis en ervaring in de zorg heeft opgedaan. Eenmaal afgestudeerd heeft zij al vrij snel de keuze gemaakt om zich toe te leggen op het vakgebied van arbeid en organisatie. Als assessmentpsychologe houdt zij zich momenteel bezig met selectie- en loopbaanassessments voor diverse instellingen binnen de overheid, de zorg en de profit-sector. Bijzondere interesse heeft zij voor de ontwikkeling van gedrag. Hierbij richt zij zich op vraagstukken betreffende de mogelijkheden van mensen om zich in arbeidssituaties verder te ontplooien.

GPSR Compliance

The European Union's (EU) General Product Safety Regulation (GPSR) is a set of rules that requires consumer products to be safe and our obligations to ensure this.

If you have any concerns about our products, you can contact us on

ProductSafety@springernature.com

In case Publisher is established outside the EU, the EU authorized representative is:

Springer Nature Customer Service Center GmbH
Europaplatz 3
69115 Heidelberg, Germany

www.ingramcontent.com/pod-product-compliance
Lightning Source LLC
LaVergne TN
LVHW010301260326
834688LV00044B/1404